JN269154

局所陰圧閉鎖療法
NEGATIVE PRESSURE WOUND THERAPY

V.A.C.ATS® 治療システム
実践マニュアル

監修
東京大学名誉教授／杏林大学形成外科教授
波利井清紀

編著
埼玉医科大学形成外科教授
市岡　滋
杏林大学形成外科講師
大浦紀彦

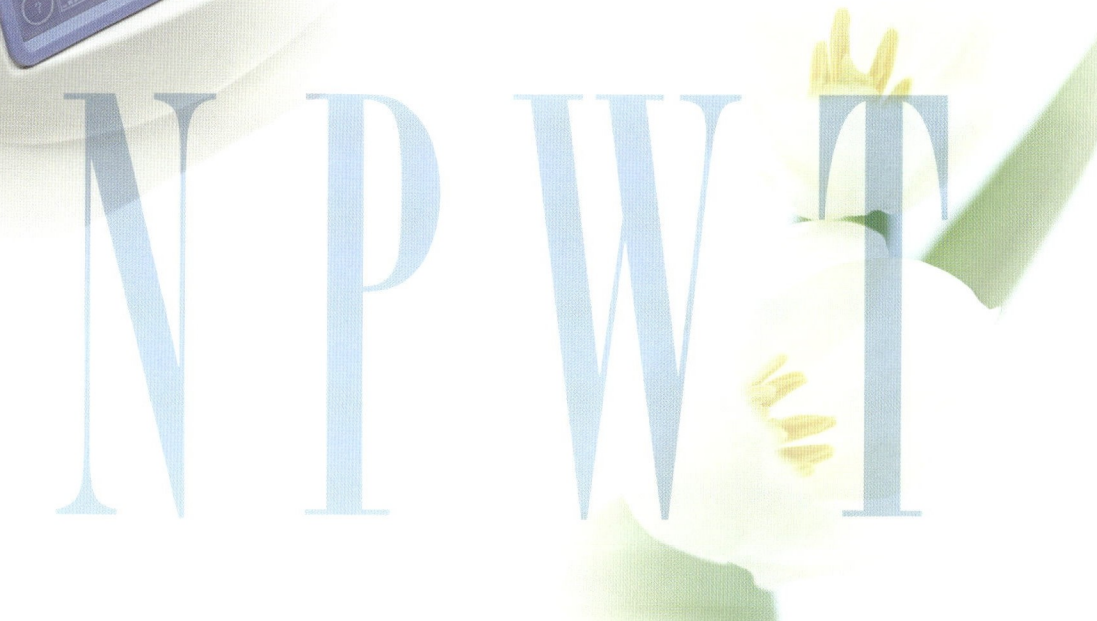

NPWT

克誠堂出版

執筆者一覧

監　修

波利井　清紀　　杏林大学医学部形成外科

編　著

市岡　滋　　　　埼玉医科大学形成外科
大浦　紀彦　　　杏林大学医学部形成外科

執筆者

天方　將人　　　帝京大学医学部形成・口腔顎顔面外科学講座
井砂　司　　　　東京女子医科大学東医療センター形成外科
石川　昌一　　　埼玉医科大学形成外科
稲川　喜一　　　川崎医科大学形成外科
大浦　武彦　　　医療社団法人廣仁会　褥瘡・創傷治癒研究所
小川　令　　　　日本医科大学形成外科
川上　重彦　　　金沢医科大学形成外科
木下　幹雄　　　杏林大学医学部形成外科
清川　兼輔　　　久留米大学医学部形成外科・顎顔面外科
桑原　靖　　　　埼玉医科大学形成外科
小林　誠一郎　　岩手医科大学形成外科
古和田　雪　　　宮城県立こども病院形成外科
佐藤　智也　　　埼玉医科大学形成外科
篠山　美香　　　川崎医科大学形成外科
島田　賢一　　　金沢医科大学形成外科
髙橋　長弘　　　久留米大学医学部形成外科・顎顔面外科
館　正弘　　　　東北大学医学部形成外科
平林　慎一　　　帝京大学医学部形成・口腔顎顔面外科学講座
本多　孝之　　　岩手医科大学形成外科
Lauren R. Bayer　米国ハーバード大学ブリガムウィメンズ病院形成外科
Dennis P. Orgil　米国ハーバード大学ブリガムウィメンズ病院形成外科

（五十音順）

監修にあたって

　局所陰圧閉鎖療法（Negative Pressure Wound Therapy：NPWT）は、創傷を密封して陰圧を負荷することにより、創縁の引き寄せ（収縮）、肉芽形成の促進、浸出液・感染物などの排除などをはかり、創傷治癒を促進させる物理療法の一つです。NPWT自体の概念は、1990年代より米国などで広く認められるようになり、特に、MorykwasとArgentaは米国KCI社と共同でNPWT専用の機器であるV.A.C.®治療システムを開発し、1995年V.A.C.®Classic SystemがFDAの承認を得て販売されるようになりました（現状のV.A.C.®ATSシステムの承認は2003年）。

　一方、わが国ではNPWTの概念は早くから知られていましたが、機器の薬事承認が取れなかったため、多くの臨床医が壁吸引器などを利用した手製の陰圧装置と創傷被覆材を組み合わせた方法でNPWTを行ってきました。しかし、壁吸引などでは、①正確な吸引圧が設置し難い、②リークや圧不足に対する警報がないので発見が遅れる、など基本的な問題があり、また、使用した材料が健康保険の償還を受けられない、という経済上の問題などもありました。これらを解消するため、本邦においてもKCI社V.A.C.ATS®治療システムの臨床治験が2006年末より開始されました。その結果、臨床的にもその有効性と安全性が実証され、2009年11月に厚生労働省の医療機器製造販売承認が得られ、2010年4月よりは健康保険にも収載（処置料J003）されました。しかし、発売後、間もない新しい機器であり、その安全かつ有効な使用が望まれるところです。

　本書では、埼玉医科大学 市岡滋先生と杏林大学 大浦紀彦先生に編集をお願いし、創傷治療の専門家の先生方にV.A.C.ATS®治療システムを安全かつ有効に用いる際の実践的なマニュアルをご執筆いただきました。諸氏のお役に立てれば幸いです。

2011年3月吉日

東京大学名誉教授
杏林大学形成外科教授
波利井清紀

【謹　告】
- 本書に記載の製品名・薬剤名・会社名などは、2011年2月現在のものです。
- 本書に記載されている治療法に関しては、発行時点における最新の情報に基づき正確を期するよう、著者ならびに出版社は最善の努力を払っております。しかし、医学的知識は常に変化しています。本書記載の治療法・医薬品・疾患への適応などがその後の医学研究や医学の進歩により本書発行後に変更され、記載された内容が正確かつ完全でなくなる場合もございます。

　したがって、読者自らが常にメーカーが提供する最新製品情報を確認することをお勧めします。また、治療にあたっては、機器の取扱いや疾患への適応、診療技術等に関しては十分考慮されたうえ常に細心の注意を払われるようお願いいたします。

　治療法・医薬品・疾患への適応などによる不測の事故に対して、著者ならびに出版社はいかなる責務も負いかねますので、ご了承ください。

もくじ

監修にあたって
局所陰圧閉鎖療法の基礎知識 ……………………………………………………………………… 1
　創傷の定義（館正弘、古和田雪）2　／局所陰圧閉鎖療法とは（大浦紀彦）8

第1章　V.A.C.ATS® 治療システム操作マニュアル　13

　V.A.C.®ATS治療システムについて（島田賢一）14
　装着方法の実際（桑原靖、市岡滋）17
　　1. 平坦な形の創面に対して　17
　　2. 複雑な形の創面に対して　21
　　3. 特殊な形の創面に対して　25
　　4. 装着時の注意点　26

第2章　V.A.C.ATS® 治療システム いろいろな創傷への応用　27

Ⅰ　急性、亜急性創傷 ……………………………………………………………………… 28
　1. **新鮮外傷創、熱傷潰瘍**（稲川喜一、篠山美香）28
　2. **四肢開放創**（島田賢一、川上重彦）34
　3. **植皮術との併用療法**（石川昌一、市岡滋）42

Ⅱ　慢性創傷 ………………………………………………………………………………… 47
　1. **褥瘡**（大浦紀彦）47
　2. **下肢潰瘍**（佐藤智也、市岡滋）53
　　静脈うっ滞性潰瘍　53　／虚血性潰瘍・壊疽　57　／糖尿病性潰瘍　62

Ⅲ　特殊な創傷 ……………………………………………………………………………… 66
　1. **外科離開創・開放創**（天方將人、平林慎一）66
　2. **胸部難治性潰瘍**（小川令、Lauren R.Bayer、Dennis P.Orgill）73

第3章　合併症と対策　77

　1. **V.A.C.ATS® 治療システム使用時の合併症と対策**
　　　（本多孝之、小林誠一郎）77
　2. **感染創に対する陰圧閉鎖療法の工夫**（清川兼輔、髙橋長弘）84
　　　——われわれが開発した創内持続陰圧洗浄療法を中心に——

巻末資料

資料 1 陰圧閉鎖療法の創傷に及ぼす効果：メカニズム解明のための基礎的研究（井砂司）……94
（雑誌「形成外科」Vol53　No3より転載）

資料 2 V.A.C.ATS® 治療システムの臨床治験成績（波利井清紀、大浦武彦）……102
（雑誌「形成外科」Vol53　No6より転載）

資料 3 V.A.C.ATS® 治療システムの健康保険給付（島田賢一）……110

資料 4 V.A.C.ATS® 治療システムに寄せられたQ&A（大浦紀彦）……114

付　録

V.A.C.ATS® 治療システム装着の実技
（杏林大学医学部形成外科学教室　木下幹雄、大浦紀彦、波利井清紀）

Chaper 1：イントロダクション・機器の構造
Chaper 2：V.A.C.ATS® 治療システム装着法
Chaper 3：平坦な形の創面への装着　　胸骨骨髄炎（骨露出を伴う症例）
Chaper 4：複雑な形の創面への装着　　①足部糖尿病性潰瘍
Chaper 5：複雑な形の創面への装着　　②前足部糖尿病性潰瘍
Chaper 6：役立つテクニック　　　　　①除圧のためのブリッジング法
Chaper 7：役立つテクニック　　　　　②創をつなぐブリッジング法

局所陰圧閉鎖療法の
基礎知識

創傷の定義

東北大学大学院医学系研究科外科病態学講座形成外科学分野　館　正弘
宮城県立こども病院形成外科　古和田　雪

創傷の種類

急性創傷とは

- 正常の創傷治癒機転が働き、2～3週間で治癒に至る創傷を指す。
- 外傷創、手術創が急性創傷の代表である。
　手術創がすべて2～3週間で治癒するわけではなく、一定の確率で創感染などが生じる。表層の感染では数日で治癒に至るが、深筋膜上まで感染が及ぶと慢性創傷に移行することもある。血流不全や糖尿病などの創傷治癒の阻害因子を持っている宿主では外傷創や手術創は容易に慢性創傷に移行する。

亜急性創傷とは

- 急性創傷と慢性創傷の中間の治癒期間で、深達性Ⅱ度熱傷や術後感染創が亜急性創傷と定義される。

慢性創傷とは

- 慢性創傷は、何らかの要因によって正常の創傷治癒機転が働かず、長期に治癒しない創傷のことである。
- 原因疾患には大きな差があるが、臨床像には共通した特徴がある(表)。
　慢性創傷はchronic woundを訳したものであり、臨床上は便利な言葉である。治癒遅延に至る原因が患者側の免疫能など内的要因にある場合と、感染症に伴う場合の合併症によるもの、あるいは褥瘡で常に強い応力にさらされている場合など創の環境にある場合などさまざまであり、これらを慢性創傷とひとくくりにしてよいのかの問題がある。また慢性という単語を用いることの是非や、治癒予測の日数設定など突き詰めて考えるといろいろと議論のある言葉である。治癒期間はかつては3カ月程度とされていたが、最近では30日とすることが多い。
- 慢性疾患の種類
  1) 褥瘡(図1)
  2) 糖尿病性足壊疽(図2)
  3) 末梢動脈疾患(peripheral arterial disease：PAD)
  4) 静脈うっ滞性皮膚潰瘍(図3)
  5) 感染を伴った創傷(創感染症、感染熱傷創)(図4)
  6) その他の疾患(膠原病など)に起因する創傷

表　慢性創傷の特徴(臨床所見)

壊死組織の存在
不良肉芽
血流不全
上皮化の遅延
滲出液が多い
滲出液が臭う

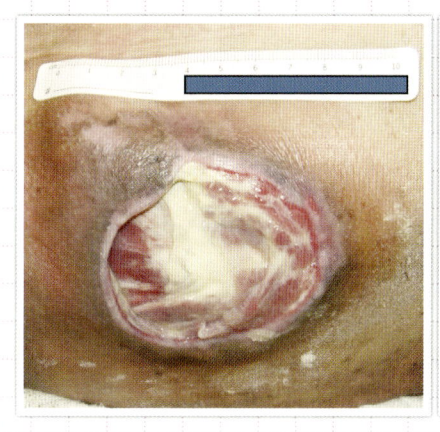

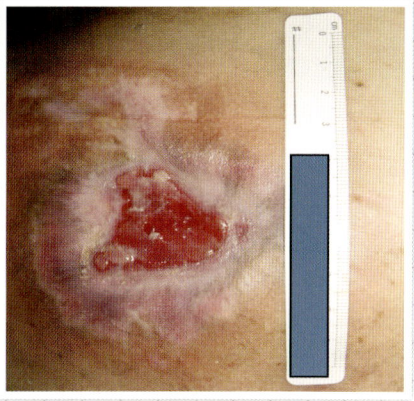

図1 背部褥瘡の例
48歳、女性。肺炎で全身状態が悪化した時に背部に全層に及ぶ褥瘡を発生した。右は、3カ月後の状態。肺炎は改善し、抗菌剤含有軟膏（カデックス®軟膏）の処置により良好な肉芽で覆われている。

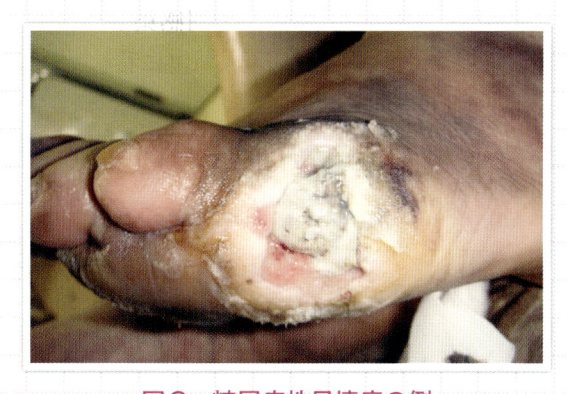

図2 糖尿病性足壊疽の例
62歳、男性。糖尿病歴20年である。神経障害があり、第Ⅴ趾外側のバニオンが感染し潰瘍化した。骨断端が露出し、骨髄炎を伴っている。

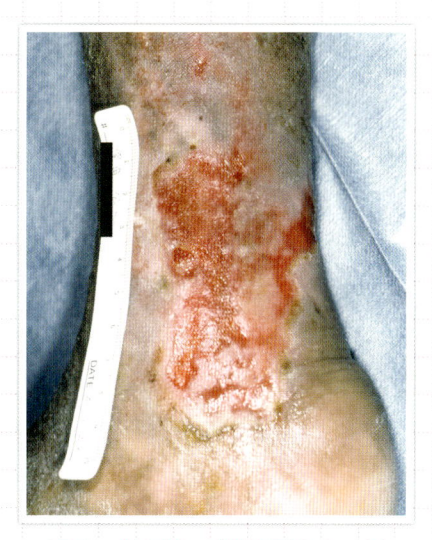

図3 静脈うっ滞性足潰瘍の例
55歳、男性。静脈瘤を伴う足の潰瘍である。浅い不整形の潰瘍と色素沈着が特徴である。

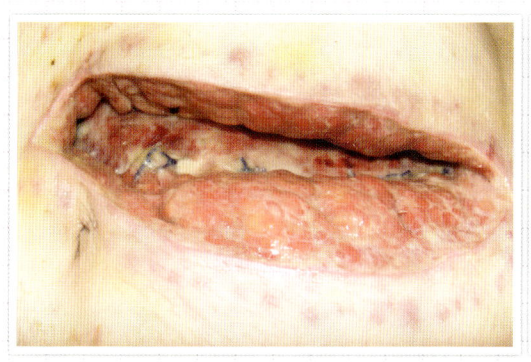

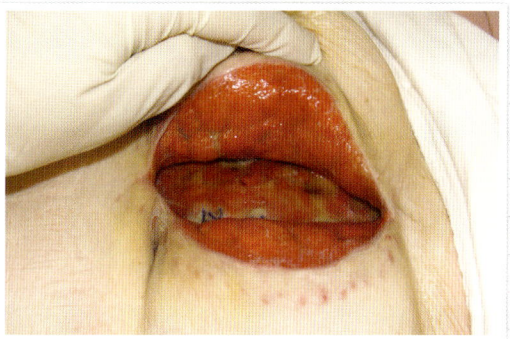

図4 感染を伴った創傷
70歳、女性、糖尿病、再発子宮癌。S状結腸切除後に創感染を生じ、腹壁縫合部まで露出した。右は局所陰圧閉鎖療法6日後の状態。著明に改善を見た。

Wound bed preparationの概念

- 創傷治癒過程が遅延するのは、生体にもともと存在している創傷治癒を促進させる因子より、悪化因子が大きくなっていることが考えられる(図5)。
- Wound bed preparation（以下WBPと略す）の目的は負に傾いているバランスを正常な状態にすることである。狭義には創傷処置に関することを指すが、広義には全身状態の改善や患者の免疫能の回復なども包含する。2003年にFlanagan[1]が提唱したTIMEアルゴリズムが便利である(図6)。

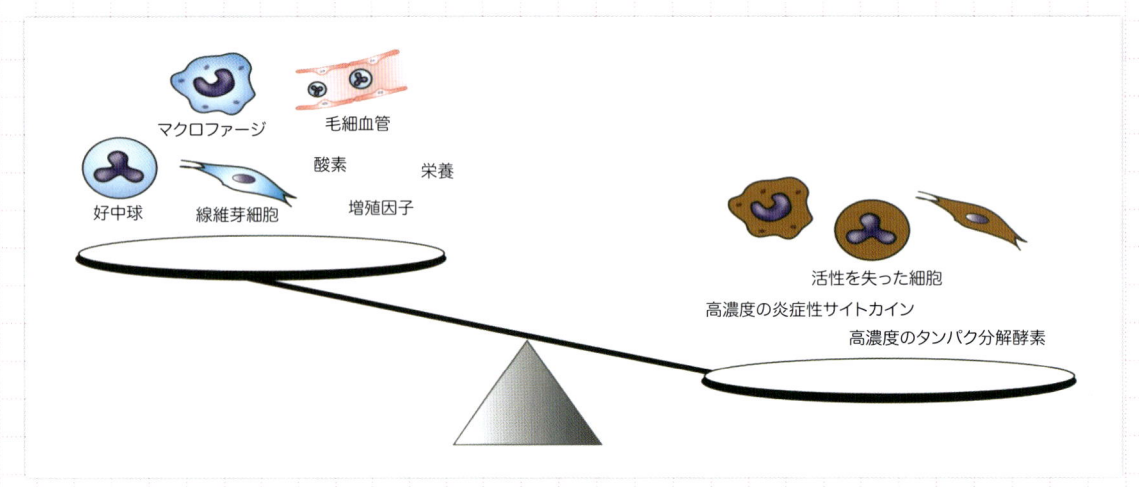

図5　創傷治癒促進因子と阻害因子のバランス
バランスが悪いことが慢性創傷の原因である。

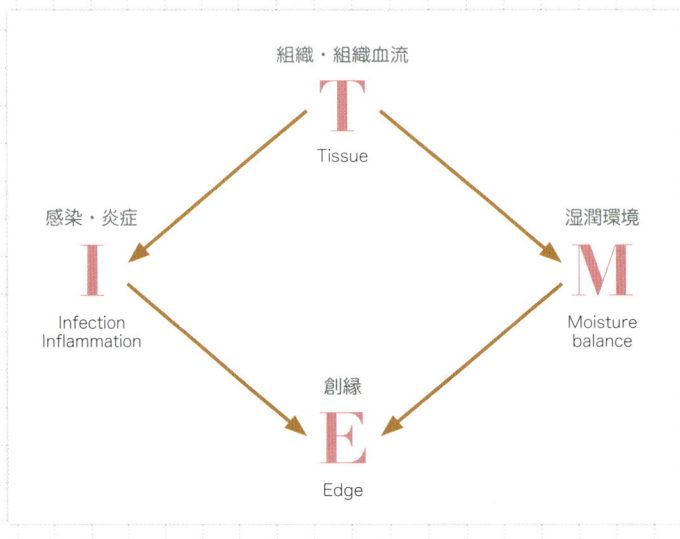

図6　TIMEアルゴリズム
慢性創傷の評価・治療に便利なツールである。

WBPの実際

1. デブリードマン

- 一般的に壊死組織を除去することはWBPの初期に行うべきである。
- 壊死組織の深部に膿瘍が疑われる場合には緊急で行う必要がある。
- 外科的にメスや剪刀を用いる外科的デブリードマンのほか超音波装置、水治療、酵素製剤塗布やwet to dry ガーゼ法、マゴット療法などが使用される。

外科的デブリードマン

- メスや剪刀を用いた、早くて確実な外科的処置である。
- 固着した壊死組織はゲーベン®クリーム塗布や保湿などで軟らかくしてから切除すると容易である。
- 健常な組織に切開が及ぶ場合には術後に出血することが多いので、切開した創辺縁を縫合糸で連続縫合を加えて止血するか、電気メスによる丹念な止血が必要である。
- 疼痛管理に十分留意する。
- 一過性に菌血症になることがあるので、抗生物質の予防的投与を行った方が安全である。

自己融解・化学的（薬剤による）デブリードマン

- 創面への血流量が豊富な場合は創を湿潤環境に保つだけで、血清内や血球由来のタンパク分解酵素の作用でデブリードマン（自己融解）が可能である。
- 慢性創傷では自己融解は期待できないことが多いので、タンパク分解酵素製剤を用いることがある。
- タンパク分解酵素製剤はブロメライン®軟膏を使用するが、皮膚刺激性があるので周辺皮膚をドレッシング材で保護する。

機械的・物理的療法

〈wet to dry ガーゼ法〉
- 生理食塩水で湿らせたガーゼを創面に置き、その表層に乾燥ガーゼを置く方法である。ガーゼ交換時に壊死組織と固着したガーゼとともに壊死組織が除かれる。手間がかかること、患者にとっても疼痛が強いことなどから現在ではあまり行われていない。

〈水治療〉
- 創部にシャワーや渦流を当て、物理的刺激でデブリードマンを行う。

生物学的デブリードマン（マゴット療法）

- 2004年に米国の食品医薬品局（Food and Drug Administration：FDA）によって医療用機器として認可された。
- ヒロズキンバエ（Phaenicia sericata）の蛆（マゴット）を使用する。マゴットは選択的に腐って死んだ組織のみを食べるので正確に壊死組織のみが患部から除去される。また、同時にマゴットは抗菌性物質や創傷治癒促進物質を分泌すると言われている。

〈利点〉
- 治療侵襲が少ない。

- 麻酔を必要としない。

〈欠点〉
- チクチクする感じとして周囲の皮膚痛、刺激を訴える患者がある。
- 新たな感染症の惹起：一部の細菌に対しては抗菌作用がなく、これらの細菌が増殖することがある。
- マゴットは決して無菌ではないので、これらの細菌が感染を起こす可能性がある。
- ヒト蛆症(ヒトにマゴット、ハエが寄生する)の発生があり得る。
- 保険適用はなく、院内の倫理委員会を通し、患者の同意を取る必要がある(2011年2月現在)。
- 混合診療の問題もある。

〈使用の実際〉
- 創周囲をドレッシング材で覆い、マゴットを載せ、呼吸ができるように覆い、周囲をマゴットが逃げ出さないようカバーする。
- おむつなどの高吸収性素材で全体をくるみ、滲出液を吸収する。
- 1週間に2回程度マゴットを交換し、必要に応じて3～4週間行う。

2. 創洗浄

- 慢性創傷では創面にたまっている組織毒性のある滲出液や細菌を洗い流すために使用する。
- 生理食塩水が原則であるが、水道水や希釈した消毒液を用いてもよい。
- 至適圧力に関してはデータが乏しい。通常の洗浄では機械式のジェット洗浄ほどの圧は必要ない。
- 洗浄そのものの創傷治癒に対する物理的作用もあると考えられている。

3. 感染に対して

- 創傷表面の細菌数を減少させることが治療に直結する。
- 洗浄は感染対策としても重要である。
- 抗菌作用を持つ外用剤を局所に使用する。
  　　最近では徐放性にヨウ素を放出する製剤(カデックス®軟膏、ヨードコート®)が創傷治癒を妨げずに抗菌作用を発揮する点で有用であることが知られている。
- 被覆材の使用方法としてゲル化する性質のある被覆材に細菌を吸着させるのも有力な手段である。ゲル化して細菌を吸着する性質をもつ被覆材にはアルギン酸塩(カルトスタット®、アルゴダーム®など)とハイドロファイバー(アクアセル®Ag)がある。
- アクアセル®Ag、アルジサイト®銀のように抗菌活性を持つドレッシング材も有効であるが、多量の排膿がある場合には効果は限定的であり、抗菌作用を持つ外用剤の方が適切である。

4. 湿潤環境維持

- 慢性創傷では滲出液が多すぎる傾向にあり、1日1回のドレッシング材の交換だけでは適切な湿潤環境を維持することはしばしば困難である。
- 常に陰圧で滲出液をドレナージする局所陰圧閉鎖療法によって局所を適度な湿潤環境に保つことが可能である。

5. 創周囲・創縁

- 潰瘍周囲の皮膚が健康な状態であることは、早期の創傷治癒のためには必須である。すなわち周辺皮膚が浸軟や乾燥から守られることが重要である。
- 潰瘍の辺縁は応力がかかりやすい部分であり、ポケットが形成されたり異常な角化が発生しうる。たとえば糖尿病性足潰瘍では潰瘍辺縁の異常角化部分を徹底的に除去し、靴や装具により応力を減少させることにより表皮化が促進できる(図7)。

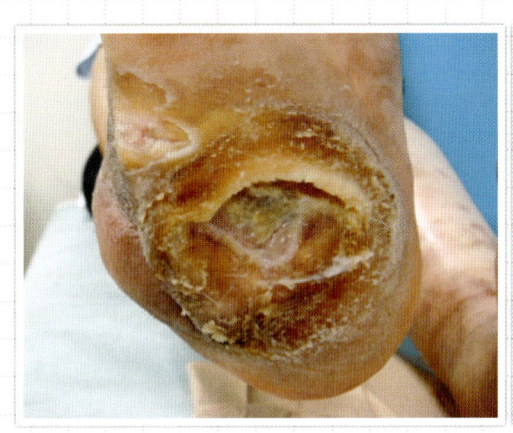

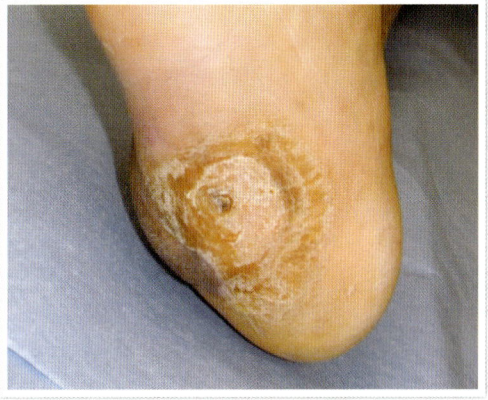

図7 糖尿病性足病変の例

糖尿病性神経障害により、潰瘍辺縁の著明な角化を伴っている。右は、丹念に創辺縁の角化部分を削り、保存的に治療した3カ月の状態。

文 献

1) Schultz G, Mozingo D, Romanelli M, et al：Wound healing and TIME；New concepts and scientific applications. Wound Repair Regen 13：S1-S11, 2005

局所陰圧閉鎖療法とは

杏林大学医学部形成外科　大浦紀彦

創傷を密封し陰圧を加えることで創傷治療を促進させる治療法

　局所陰圧閉鎖療法(negative pressure wound therapy,以下NPWT)とは、創傷を密封し、創傷に対して陰圧を加えることによって、創の保護、創収縮、肉芽形成の促進、滲出液と感染性老廃物の除去を図り、創傷治癒を促進させる物理療法である。

　2005年Armstrongら[1]による多施設研究が報告されるまでは、topical negative pressure (TNP)と呼称されることが多かったが、Armstrongらの報告以降は、NPWTが最も一般的に用いられるようになった。

　日本語表記では、さまざまな呼び名があるが、平成22年度の診療報酬改定においては、「局所陰圧閉鎖処置」が保険上の処置名となった。

　Kinetic Concepts Inc.（以下、KCI社）が開発した"vacuum-assisted closure A.T.S.®Therapy system"（日本における商品名：V.A.C.ATS®治療システム）は、KCI社の商標を意味するので、一般名のNPWTと語句を使い分ける必要がある。

memo

　局所陰圧閉鎖療法は、英語表記においては、topical negative pressure (TNP)、vacuum sealing technique (VST)、vacuum-assisted therapy、negative pressure therapy、negative pressure wound therapy (NPWT)、foam suction dressing、vacuum pack techniqueなどの呼び名がある。

　日本語表記では、「局所陰圧閉鎖療法」「局所陰圧療法」「陰圧閉鎖療法」「吸引療法」「閉鎖陰圧療法」などさまざまな呼び名がある。

局所陰圧閉鎖療法の歴史

年	人物/組織	内容
1942年	Johnson（米国）	創傷に陰圧を負荷する方法について、米国特許を取得（図1-a）[2]
1979年	Svedman[3)4)]（スウェーデン）	灌流装置とポリウレタンフェルトを用いた治療法を製品化
1986〜1991年		この期間に旧ソ連から局所陰圧閉鎖療法に関する数編の論文が発表された。湿潤環境維持、細菌や老廃物の除去、浮腫軽減、肉芽形成促進などの局所陰圧閉鎖療法の効果について言及
1989年	Chariker & Jeter[5)6)]（米国）	ガーゼとフィルムと吸引装置を用いた局所陰圧閉鎖療法を報告（図1-b）
1993年	Fleischmannら[7)]（ドイツ）	15例の開放骨折を陰圧環境下で治療し、創の浄化と肉芽形成が促進されることを示す
1991年	Wake Forest大学（米国）	局所陰圧閉鎖療法に関する特許を出願し（発明者はArgenta LCとMorykwas MJ）、1997年に特許権を取得した（US5645081）。Argentaら[8)]は、300の臨床症例に関して報告をした。この特許に関して医療機器・材料の米国企業であるKinetic Concepts Inc.（KCI）が独占的にライセンスを得て事業化
1995年	KCI社	Vacuum-assisted closure A.T.S® Therapy systemとして販売

わが国の状況は？

　局所陰圧閉鎖療法を行う専門の医療機器が薬事承認を得られない状況が続いたため、利用可能な設備・器具・材料を各施設で工夫し、さまざまなNPWTが試みられた。いわゆる"手作りNPWT"である。本田ら[9)]はシリコンチューブ・フィルム・シリンジを用いる方法、Tachiら[10)]は人工肛門用パウチを使用した方法、野村ら[11)]は、ハイドロサイト®を使用する方法を報告した。

　欧米から10年以上遅れた2009年にV.A.C.ATS®治療システム（KCI社）が医療機器として薬事承認され、日本でも使用できるようになった。さらに2010年（平成22年）4月の診療報酬改定において「局所陰圧閉鎖処置」が新規に保険収載され、処置料として算定できるようになった。しかし"手作りNPWT"には保険は適用されていない。

　2010年12月現在、本システムが局所陰圧閉鎖処置料を算定できる唯一の製品である。

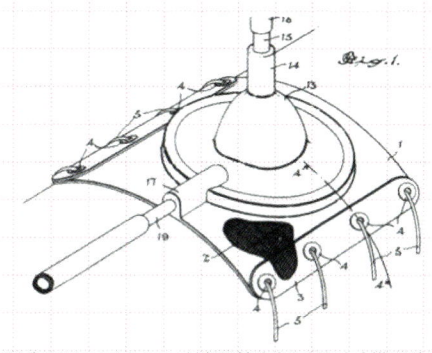

(a) 1942年 JH. Johnsonが米国特許を取得した創傷洗浄治療装置
90％以上が肉芽組織に被覆され、壊死組織もなく、局所感染も認められない。ポケットが存在するが、ポケット内部がすべて肉芽組織で被覆されているため問題ない。

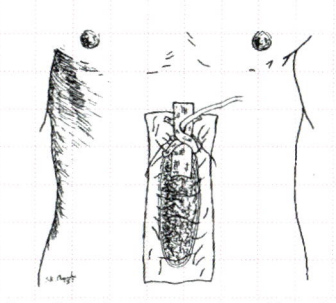

(b) Chariker & Jeterのclosed suction drainage法
生理食塩水で湿らせたガーゼとガーゼの間にドレナージチューブを置き、上からフィルムドレッシング材を使用する。エアリーク（空気漏れ）を防止するために、ハイドロコロイド材を使用する。わが国での"手作りNPWT"とほぼ同じ方法である。
（Chariker ME, Jeter KF, et al : Effective management of incisional and cutaneous fistulae with closed suction wound drainage. Contemp Surg 34：59-63, 1989より引用）

図1　初期のNPWTシステム

NPWTの理論と作用機序

メカニカルストレスを臨床応用した治療法

　NPWTにおける肉芽形成促進の機序は、機械的刺激負荷による生体反応を利用している。
　生体は、物理的・機械的刺激を感知、反応し、組織を変化させる。たとえば、培養系においては、血管内皮細胞は、流れ刺激によるずり応力（shear stress）や伸展張力（stretch）刺激に反応して、細胞の形態を変化させ配向（向きをそろえて配列）する[12]。またケロイドは、高い張力刺激が負荷によって起こることがわかっている[13]。これらの物理刺激に対する生体の反応を臨床応用した治療方法がいくつかある。NPWTにおける肉芽形成促進効果も、これらの生体の物理刺激に対する応答が関与していると考えられている。線維芽細胞が陰圧による張力刺激に反応して、分裂・増殖能が高くなるという報告がある[14]。

①創収縮効果（macrodeformation）（図2-a）

　125mmHg陰圧負荷時にはフォーム材の体積は三次元的に平均80％に減少する。周囲組織への変形効果は、周囲組織の種類によって異なる。たとえば腹部軟部組織欠損において変形は高度であり、頭部の軟部組織欠損において軟部組織の変形は軽度である[15]。
　「NPWTを装着した創傷において、圧力は減少しているのか、圧力が増加しているのか」という問いに対して、Kairinosら[16]は、ヒトにおいて組織内にセンサーを挿入して組織内圧を計測し、いずれの組織においても圧力は上昇し、創傷の形態や創傷部位によって圧力は異なることを報告した。

②創傷表面の微小変形による効果（microdeformation）（図2-b,c）

　機械的な刺激が、さまざまな細胞増殖や細胞の機能を修復し、組織の成長や修復やリモデリングに深く関与することが報告されている。

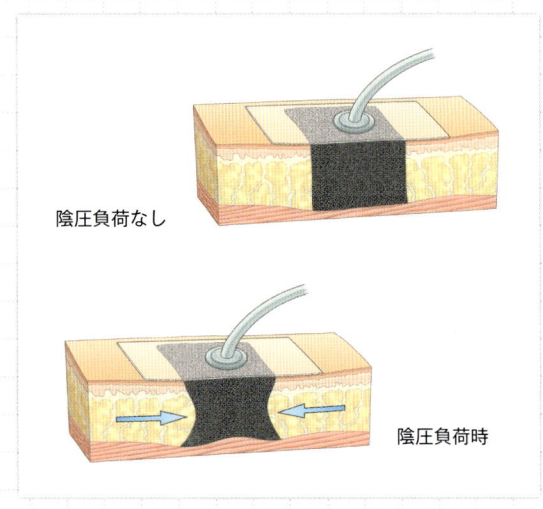

（a）創収縮効果
フォーム材は、陰圧が負荷されると80％程度収縮し、その変化によって軟部組織が引き寄せられる。

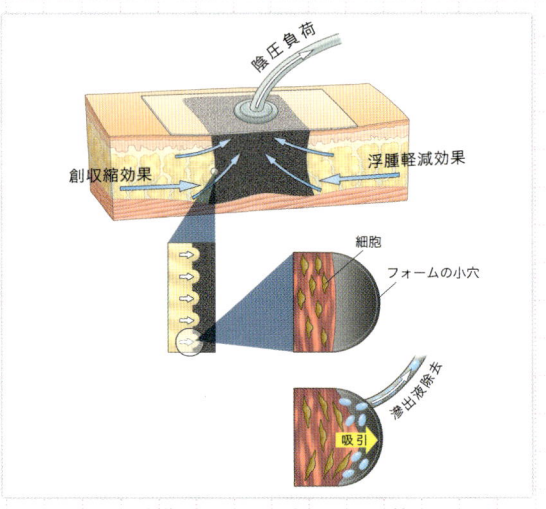

（b）創傷表面の微小変形による効果
創表面に接するフォーム材の微小な穴によって創表面が小さく変形し、個々の細胞が伸展される。

図2　局所陰圧閉鎖療法の応力負荷による効果

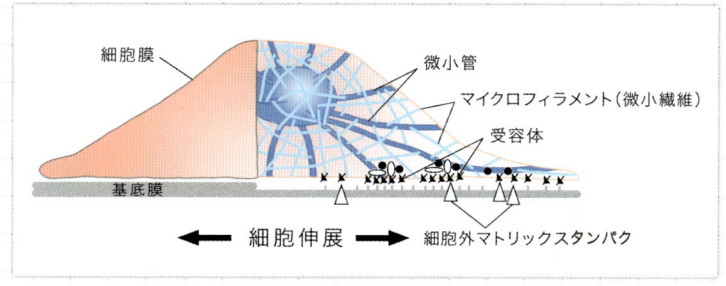

（c）細胞と細胞骨格
細胞が伸展刺激を細胞骨格を介して感知し、遺伝子が発現し、増殖能が亢進する。

③創部環境の保護、湿潤環境の維持

　空気が外部から侵入しない半閉鎖環境により、水分の蒸発を防ぎ、湿潤環境を提供する。これにより創傷治癒に関与するタンパク質の濃度を高めることができる。また湿潤環境により疼痛が緩和される。

④滲出液の除去

　持続陰圧のドレナージにより過剰な滲出液、融解した壊死組織、感染性老廃物の除去が可能となる。またサードスペースに貯留した細胞外液を除去でき浮腫を軽減する。

⑤創傷血流の増加

　浮腫軽減効果と陰圧によるメカニカルストレスにより創傷の血流が増加すると考えられている[17]。

文　献

1) Armstrong DG, Lavery LA：Negative pressure wound therapy after partial diabetic foot amputation, a multicentre, randomised controlled trial. Diabetic Foot Study Consortium. Lancet 366：1704-1710, 2005

2) 市岡滋：難治性創傷の局所陰圧閉鎖療法―陰圧をかけて持続吸引することで創を閉鎖に導く局所陰圧閉鎖療法．Expert Nurse 26：58-61, 2010

3) Svedman P：A dressing Allowing Continuous Treatment of a Biosurface. IRCS Medical Science；Biomedical technology. Transplation 7：221, 1979

4) Svedman P：Irrigation treatment of leg ulcers. Lancet 322：532-534, 1983

5) Chariker ME, Jeter KF, Tintle TE, et al：Effective management of incisional and cutaneous fistulae with closed suction wound drainage. Contemp Surg 34：59-63, 1989

6) Jeter K：Closed Suction Wound Drainage System：J WOCN 31：51, 2004

7) Fleischmann W, Strecker W, Bombelli M, et al：Vacuum sealing as treatment of soft tissue damage in open fractures. Unfallchirurg 96：448-492, 1993

8) Argenta LC, Morykwas MJ：Vacuum-assisted closure；A new method for wound control and treatment：Clinical experience. Ann Plast Surg 38：563-576, 1997

9) 本田耕一, 小山明彦, 鈴木裕一ほか：深い褥瘡に対するNegative-Pressure Dressing 在宅療養を視野にいれて．日褥会誌2：1-6, 2000

10) Tachi M, Hirabayashi S, Yonehara Y, et al：Topical negative pressure using a drainage pouch without foam dressing for the treatment of undermined pressure ulcers. Ann Plast Surg 53：338-342, 2004

11) 野村正, 寺師浩人, 辻依子ほか：巨大皮膚欠損症例に対する Vacuum-Assisted Closureによる治療経験．日形会誌 23：45-50, 2003

12) 安藤譲二：内皮細胞はシェアストレスに反応する．シェアストレスと内皮細胞, p51, メディカルレビュー社, 東京, 1996

13) 赤石諭史, 秋元正宇, 小川令ほか：ケロイドの伸展形式についての考察．瘢痕・ケロイド治療ジャーナル1：63-65, 2007

14) Saxena V, Hwang CW, Huang S, et al：Vacuum-assisted closure；Microdeformations of wounds and cell proliferation. Plast Reconstr Surg 114：1086-1096, 2004

15) Scherer S, Pietramaggiori G, Mathews J, et al：The mechanism of action of the vacuum assisted closure device. Plast Reconstr Surg 122：786-797, 2008

16) Kairinos N, Solomons M, Hudson DA：Negative-pressure wound therapy；The paradox of negative-pressure wound therapy. Plast Reconstr Surg 123：589-598, 2009

17) Ichioka S, Watanabe H, Sekiya N, et al：A technique to visualize wound bed microcirculation and the acute effect of negative pressure. Wound Repair Regen 16：460-465, 2008

第1章

V.A.C.ATS® 治療システム 操作マニュアル

2010年4月より保険収載され、使用が可能に

　V.A.C.ATS®治療システムは現在、30カ国以上、300万人以上の患者に使用されている。本システムを用いた治療は約600の論文、22の無作為抽出試験、70の教科書への引用を認め、現在世界における創傷治療法の重要な部分を占めている。わが国においては2010年4月より保険収載され、ようやく使用が可能となった。

DVD参照

V.A.C.ATS® 治療システムについて

金沢医科大学形成外科　島田賢一

1 機器の構造と特長

機器の構造

　V.A.C.ATS®治療システムは陰圧を発生、制御する「陰圧維持管理装置」と創傷部分に適用する医療材料、そして創傷部と陰圧維持装置を連結する装置から構成される。創傷に適用する医療材料と連結装置はディスポーザブルで、❶フォーム（創傷部に貼付）、❷ドレープ（創傷部の閉鎖環境を維持するための粘着フィルム）、❸連結チューブ（陰圧維持管理装置で発生した陰圧を適用部位に負荷するとともに適正陰圧を管理監視）、❹キャニスター（滲出液貯留容器）から成る。これらにより創傷部に陰圧閉鎖環境を作る。

陰圧維持管理装置（V.A.C.ATS® Therapy System）

コントロールされた陰圧を持続的に加えることが可能である。約4時間まで動作するバッテリーを搭載し、吸引圧は陰圧50～200mmHg（25mmHg刻み）の幅で設定、連続または間欠で陰圧を加えることができる。エアリーク（空気漏れ）などにより陰圧が変化した場合のアラーム機能を有しており、安全性を十分考慮した装置である。

圧設定

過去の研究で陰圧の強さは125mmHgが至適とされている。しかし、疼痛が強い場合や植皮の固定など圧迫壊死の危険がある場合などは適宜設定値を下げる。

❶フォーム（Foam）
❷ドレープ（Drape）
❸連結チューブ（T.R.A.C.™ pad）T.R.A.C.™ 接続パッド
❹キャニスター（V.A.C.®Canisters）

❶ フォーム

ポリウレタンフォーム（グラニューフォーム）
（V.A.C.® GranuFoam™）

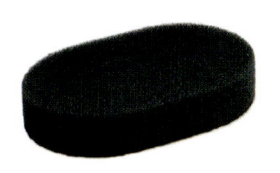

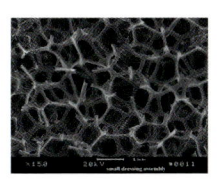

ポリビニルアルコールフォーム（ホワイトフォーム）
（V.A.C.® WhiteFoam™）

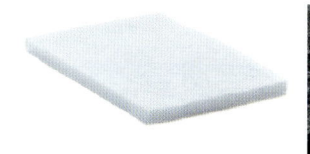

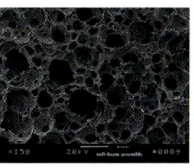

創傷部に適応するフォームドレッシングにはポリウレタンフォーム（グラニューフォーム）とポリビニルアルコールフォーム（ホワイトフォーム）の2種類がある。

- **グラニューフォーム**
  直径400〜600μmの小孔を有する連続性の網状構造である。この小孔により凹凸のある創底などに対しても均等な陰圧が創傷全体に伝達される。創傷の縮小を助けながら効率的に肉芽組織を刺激し肉芽形成を促す効果がある。また疎水性の網目構造は滲出液を効率よく除去する。通常の創傷においては第1選択となる。
- **ホワイトフォーム**
  ポリビニルアルコール製で親水性、非粘着の性質を有し、創床に固着しにくい材質である。痛みが強くグラニューフォームが使用できない際に使用する。抗張力に優れており、取り出すときにちぎれて残ることがないため、トンネル部やポケットに用いる。

❸ 連結チューブ

陰圧のコントロールは、二重構造となっている連結チューブ内の管孔を通じて創傷部の陰圧レベルを測定し、陰圧維持監視装置の圧力センサーに導かれ制御する。このセンサーシステムにより、圧の漏れを感知し陰圧閉鎖環境を微細に維持することができる。

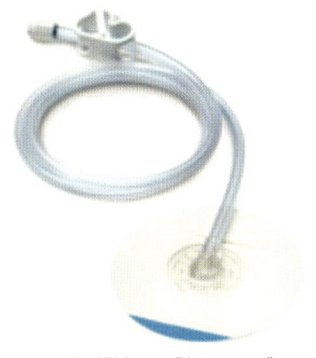

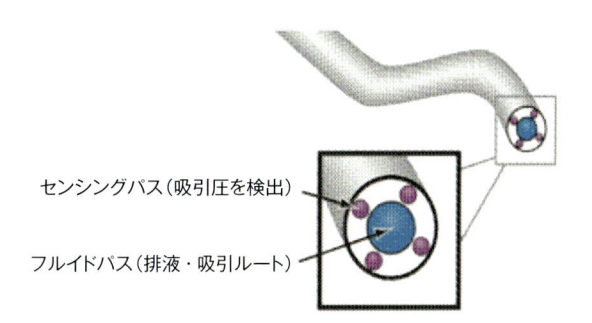

吸引・排液・圧感知チューブ

センシングパス（吸引圧を検出）
フルイドパス（排液・吸引ルート）

❹ キャニスター

500mlまで滲出液の貯留が可能である（ゲル化剤入り／なし）。消臭目的のチャコールフィルターが装備されている。最長1週間使用可能である。

2 利点と欠点

利点

- その機器の特長から治癒阻害要因を除去して創傷治癒を促進する環境を作り出す
- 急性創傷から亜急性・慢性創傷まで多様な創傷に対して用いることができる
- 創傷の一期的閉鎖を目的とするだけでなく、創閉鎖手術の術前における補助的治療法（wound bed preparation）としての使用法も有効である
- 全身状態不良のため外科手術に耐えられない患者に対する単独治療法としての適用が可能である
- 離開創に対しての2次的選択枝となり得る

　わが国において従来施行されてきた、いわゆる"手作りNPWT"（壁吸引やシリンジを用いた持続陰圧吸引治療）では一定の陰圧を継続的に負荷することは困難で、不十分な密閉によるエアリーク（空気漏れ）が多かった。しかし、本システムでは安全かつ簡便に陰圧を負荷することが可能である。このシステムは従来の治療法のいずれかを代替するものではなく、既存のさまざまな治療方法と組み合わせることが可能であり、今後の創傷治療において相乗効果を期待できると思われる。

欠点

- 施行時の疼痛がある

　持続陰圧負荷中は疼痛の訴えは少ないが、間欠陰圧負荷時やフォームの交換時には症例によって疼痛を認める。特に肉芽の増生が進み過剰となると、肉芽がフォームに食い込む傾向を示し、フォーム除去時には疼痛を認める場合がある。肉芽がフォームに食い込み出血・疼痛を生じる場合には、非粘着性の性質を有するより孔径の小さなホワイトフォームへの変更や、陰圧を軽減するなどの対応が必要である。

　褥瘡、糖尿病性足潰瘍などの場合、疼痛が問題となることは少ない。

- この装置自体が圧迫要因となる褥瘡を生じることがある

　褥瘡などで使用する場合、トラックパッドの装着位置（仙骨部など）によってはこの装置自体が圧迫要因となる褥瘡を生じることがあるので、注意が必要である。この際はブリッジング法（グラニューフォームを延長してトラックパッドの装着部位を変更する）などを用いて対処する。

- V.A.C.ATS®治療システムによる治療施行中は陰圧機器を常時使用しなければならない

　床上安静が持続的に必要ではないが、この装置を装着したままで自由に移動することは難しく、行動がある程度制限されQOLが低下する。

※なお現在、欧米ではより小型の機器や高機能な携帯型小型装置などが開発・使用されている。

装着方法の実際

DVD参照

埼玉医科大学形成外科　桑原　靖、市岡　滋

V.A.C.ATS®治療システム装着の条件

- ポイント1　壊死組織は可能な限り除去する
- ポイント2　フォームが創縁からはみ出ない
- ポイント3　滲出液が皮膚に触れる場合はドレープで皮膚を保護する
- ポイント4　T.R.A.C.™接続パッドは非荷重部に装着し、その下には必ずフォームを置く
- ポイント5　ドレープ貼付部の皮膚が浸軟していない

1　平坦な形の創面に対して

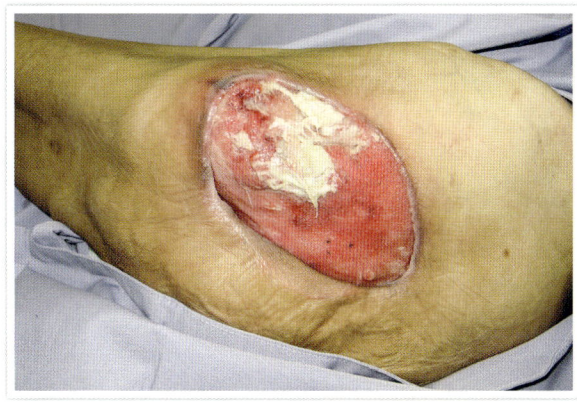

創の準備
壊死組織を除去する

これにより出血した場合は、必ず止血を確認したうえでV.A.C.ATS®治療システムを装着する。

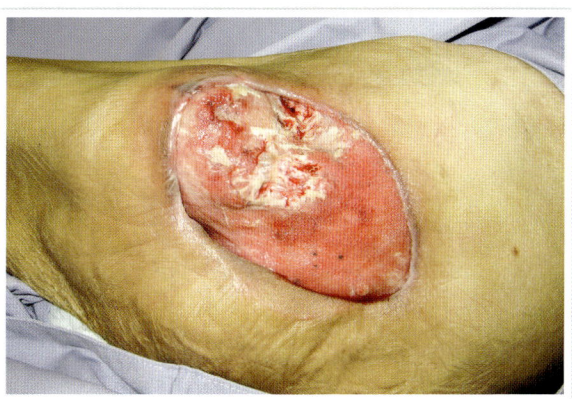

切除前

切除後

1

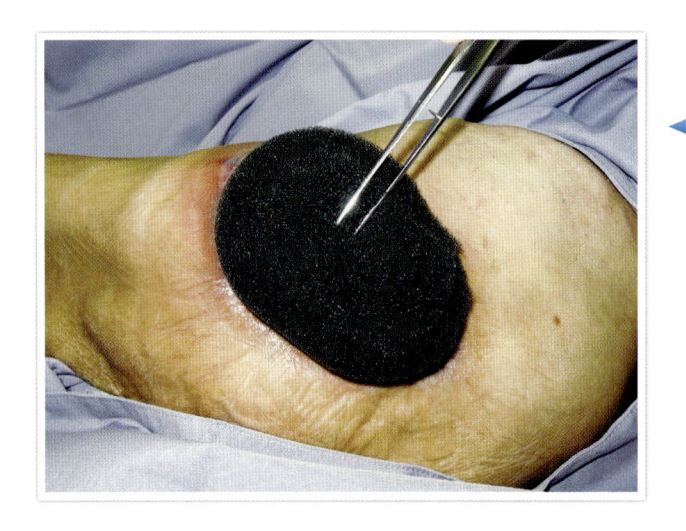

フォームをカットする

創の大きさに合わせてフォームをカットする。このとき創底を底面とした台形状にカットすることで、ドレープを貼付しやすくなる。必要があれば、別のドレープを創縁皮膚に貼付して滲出液から保護する。

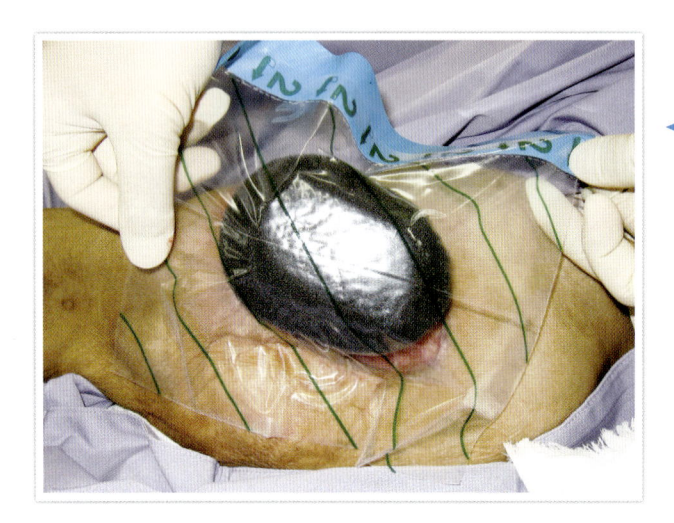

2

ドレープをカットする

ドレープの接着面が創縁から3cm程度となるようにカットした後「1」のフィルムを剥がし貼付する。

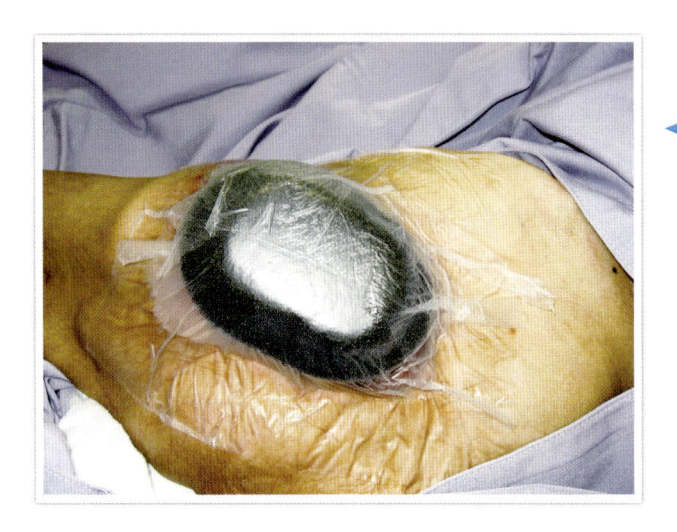

3

「2」のフィルムを剥がす

エアリーク（空気漏れ）がないように「2」のフィルムを剥がす。

続いて、フィルムの青い部分も剥がす。

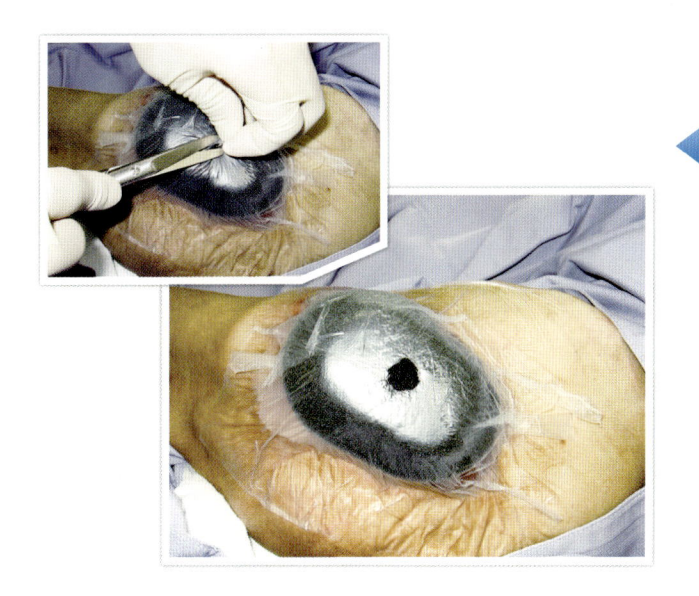

4
T.R.A.C.™接続パッドを装着するための穴をあける

ドレープをつまみ上げる。穴は直径2cm程度を目安に開ける。一緒にフォームをカットしても問題ない。

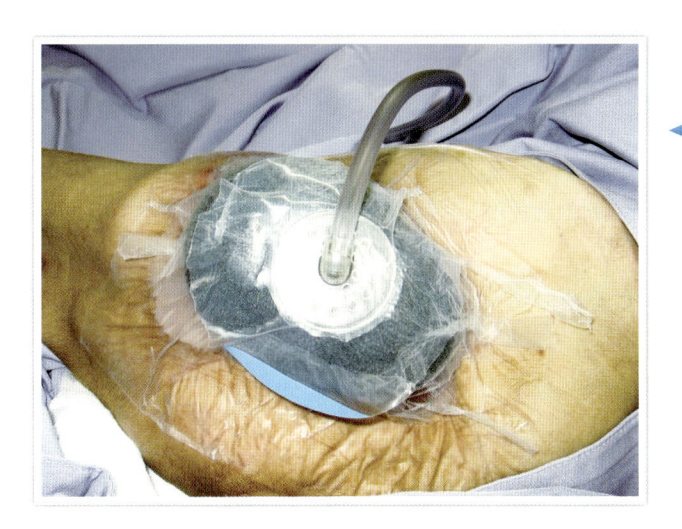

5
T.R.A.C.™接続パッドを貼付する

⚠️ **重要ポイント**

T.R.A.C.™接続パッドが健常皮膚を圧迫しないように注意する。また、チューブが非荷重部を通るようにする。

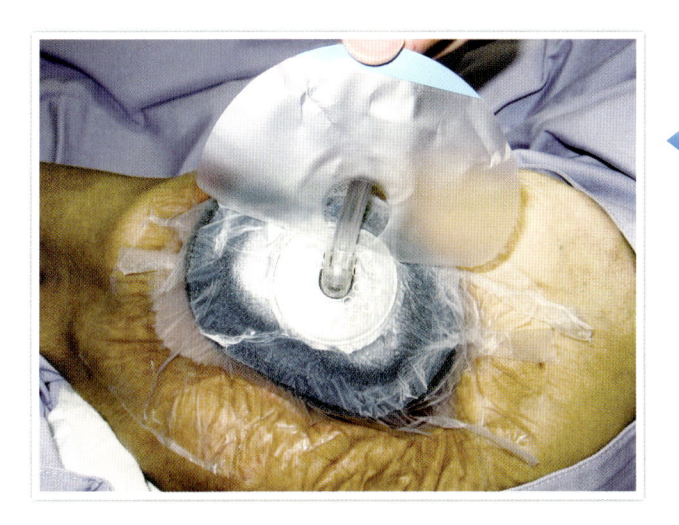

6
フィルムを剝がしてエアリークがないことを確認する

7 装着完了

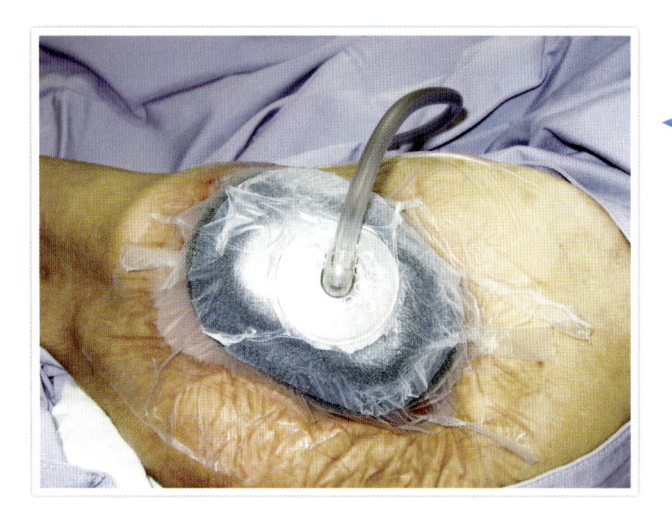

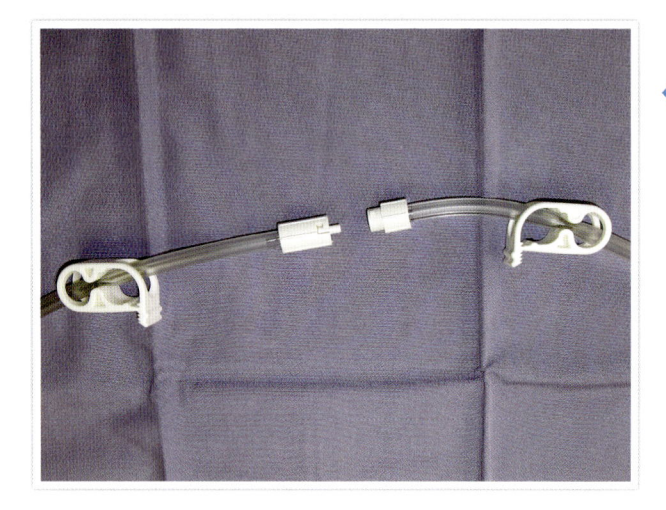

8 連結チューブとキャニスターのチューブを接続し、クランプを開放する

! 重要ポイント

連結部は破損しやすいので、丁寧に扱う。

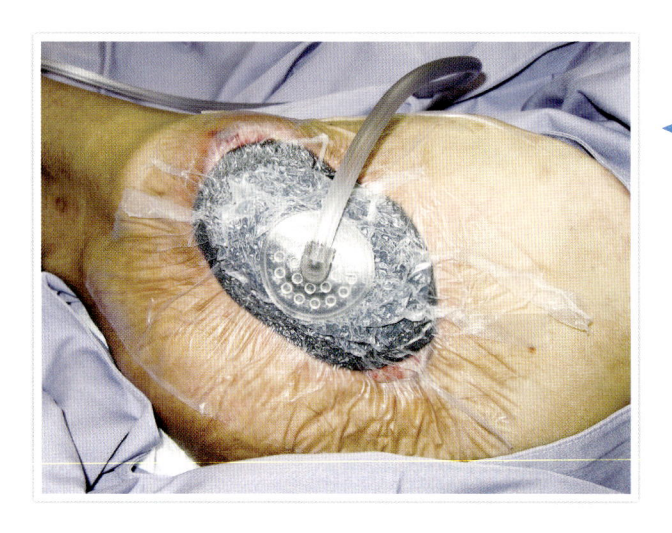

9 陰圧負荷を開始する

初期設定は−125mmHgとなっているが、疼痛などを認める場合には必要に応じて設定値を下げる。

役立つテクニック！　ブリッジング法

創傷から離れた部位で吸引する、もしくは2つ以上の創傷を1カ所から吸引する場合は図のような手法を用いる。これを「ブリッジング法」という。p.19手順4の状態からフォームで排液ルートを作製し、適当な部位にT.R.A.C.™接続パッドを装着する。

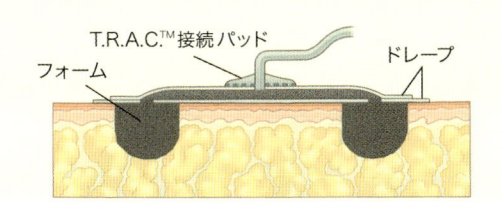

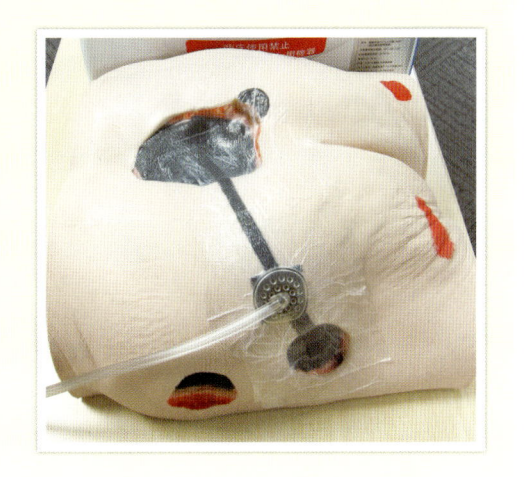

2 複雑な形の創面に対して

　手足などの複雑な形の部位、特に趾間の創などに装着する際はエアリークすることが多く、工夫が必要である。ここでは趾切断後の開放創を例にして説明する。

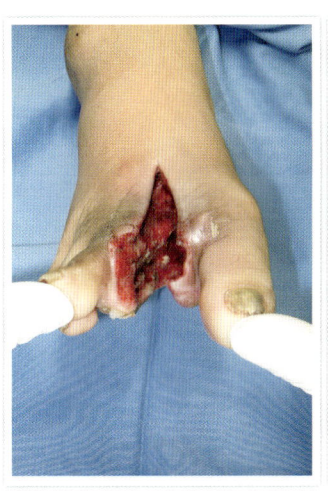

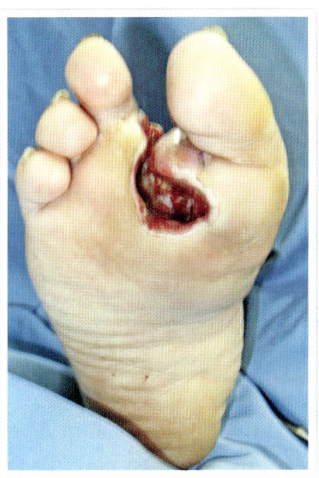

創の準備
洗浄後に水分を拭きとる

浸軟した足の角質にはドレープが接着しないため、ガーゼなどでこれをよく擦り取る。趾間の圧迫により皮膚トラブルを起こすことがあるため、ここにはアルギン酸塩被覆材や綿球などをクッションとして挟み込むとよい。

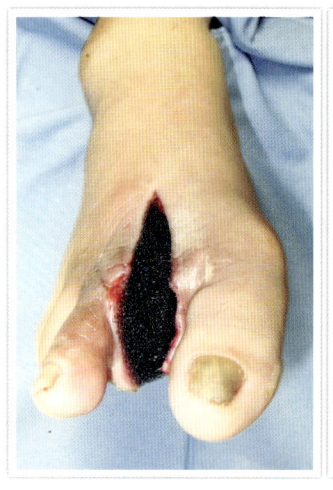

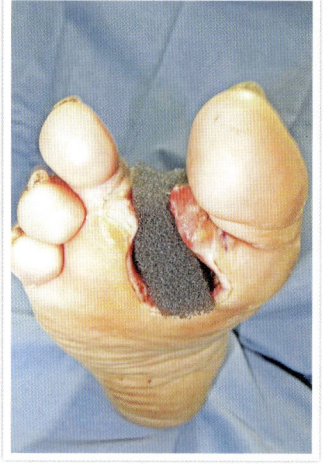

1 フォームをカットする

創面全体へ接触するようにフォームをカットする。

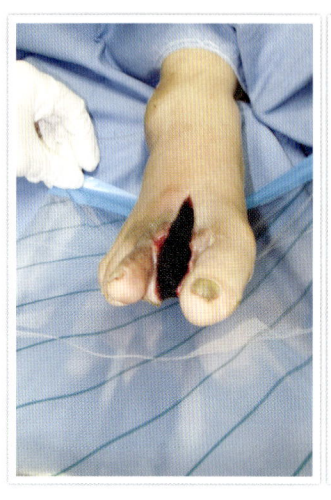

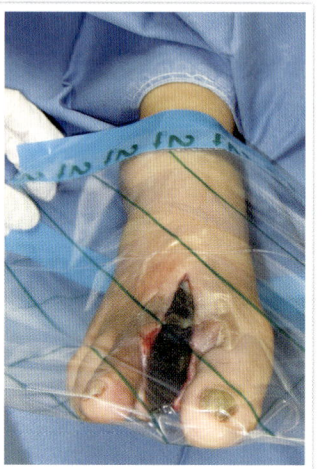

2 ドレープで創部を覆う

足底と足背から創部全体を挟むようにドレープで覆う。ドレープは引っぱり過ぎないように貼付する。困難な場合は2人で行うとよい。

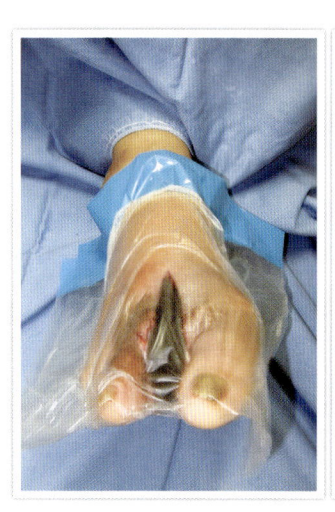

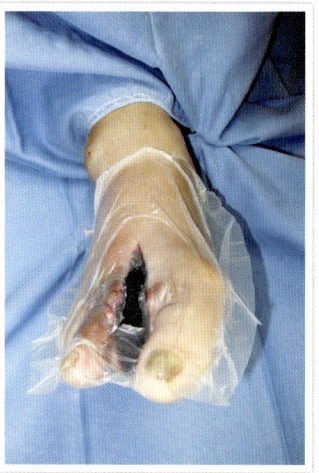

3 ドレープをカットする

余ったドレープをカットし、ブリッジングのための穴を開ける。

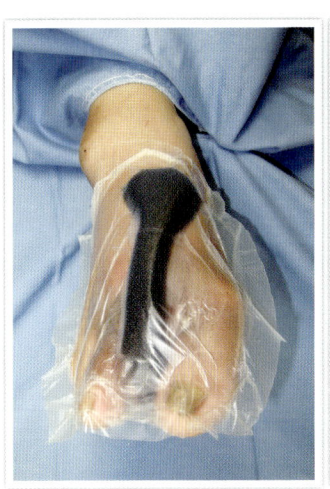

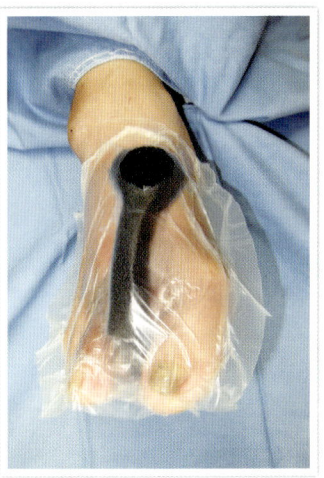

第1章　V.A.C.ATS® 治療システム 操作マニュアル

4 ブリッジングを作製し、T.R.A.C.™接続パッド装着部位に穴を開ける

非荷重部である足背にこれを作製することで、リハビリテーションなどが行いやすくなる。

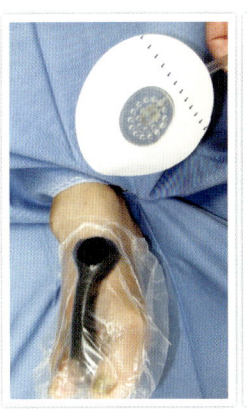

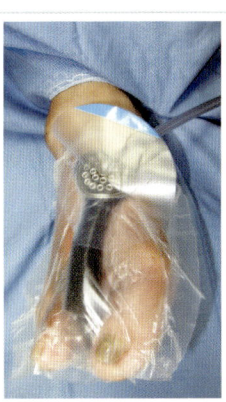

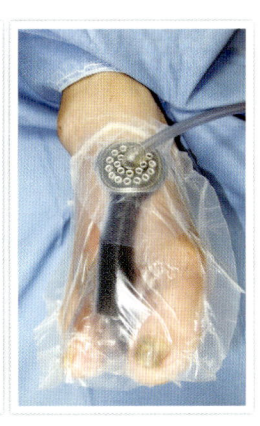

5 T.R.A.C.™接続パッドを装着し、陰圧負荷を開始する

エアリークを認める場合は同部位にドレープを追加で貼付する。

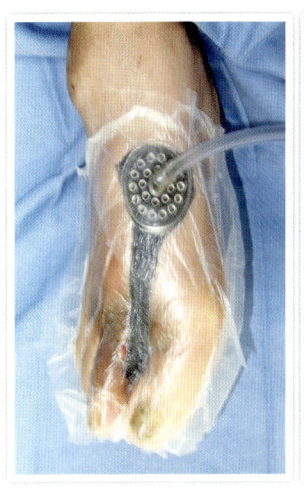

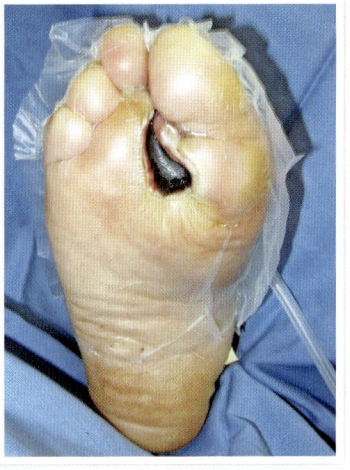

治療開始直後の状態

足全体が全周性にドレープで覆われているため、末梢の血流不全が生じる場合がある。その場合は圧設定を下げるか、本システムの使用を中止する。

役立つテクニック！　ドレープの使い方のコツ

エアリークを予防するには、ドレープを細かく裁断する

複雑な創面にV.A.C.ATS®治療システムを装着する場合は、ドレープを細かく裁断し貼付することでエアリークを予防する。

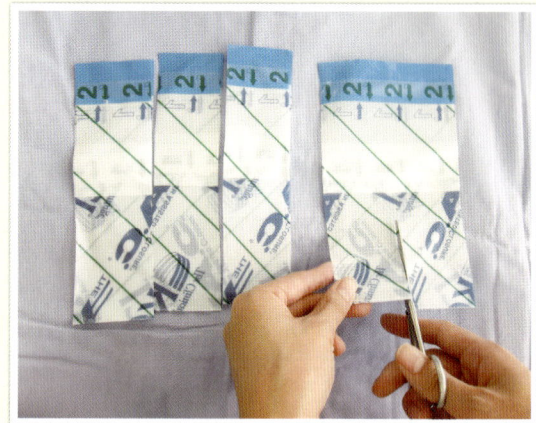

ドレープは最もエアリークしやすい趾間を重点的に貼付する。

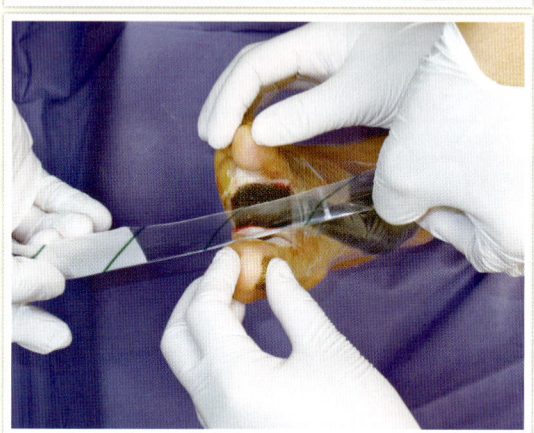

ドレープは創周囲のみに限定する

創周囲のみにドレープを貼付することで末梢の血流障害を生じにくい。また、発汗も阻害されないため角質が浸軟しにくい。

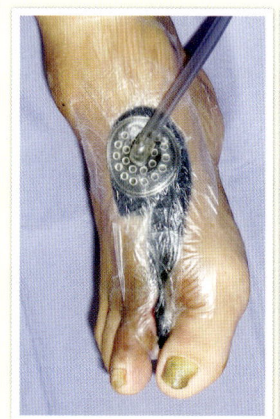

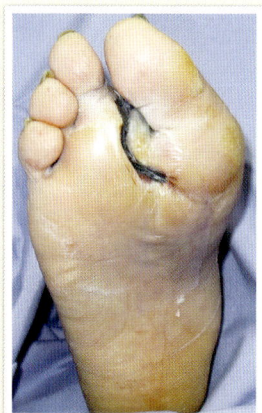

3 特殊な形の創面に対して

創底に組織がないような創においてもV.A.C.ATS®治療システムは装着可能で、創の清浄化を行うとともに良好な肉芽組織を誘導できる。

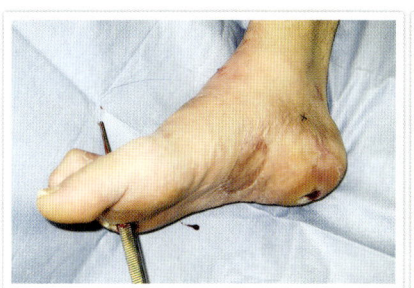

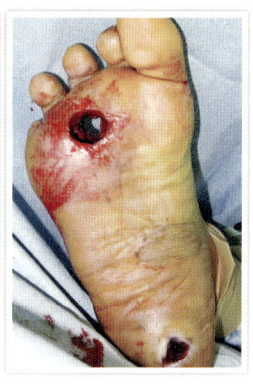

術前
糖尿病足病変の胼胝に起因する潰瘍である。感染は足背にまで及んでおり、皮膚を貫通していた。腐骨も含めて十分にデブリードマンを行うと、直径15mm程度の貫通創となった。

術前

デブリードマン直後

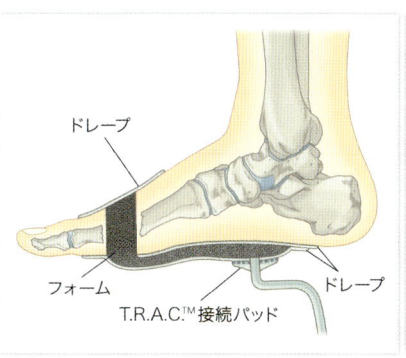

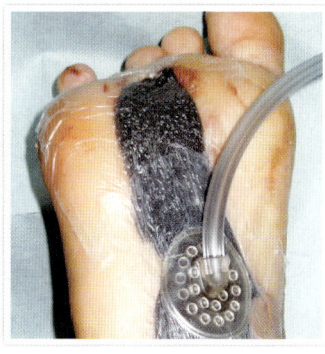

装着
フォームを円柱状にカットして創内に詰め、一方をドレープで覆い、もう一方からブリッジングを作製し陰圧をかける。

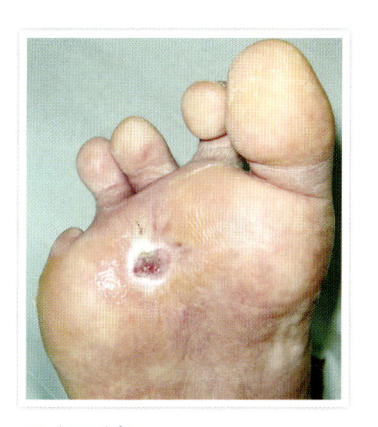

ドレープ / フォーム / T.R.A.C.™接続パッド / ドレープ

4週後
徐々にフォームの大きさを小さくし、治療開始後2週間で足背との交通は消失した。創周囲からの上皮化を認める。

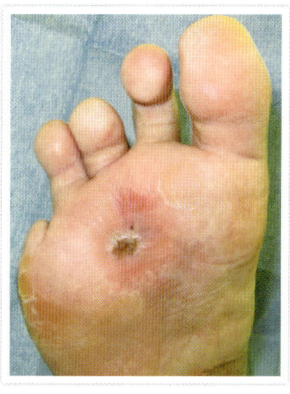

8週後
足背部、足底部のいずれも完全に上皮化した。

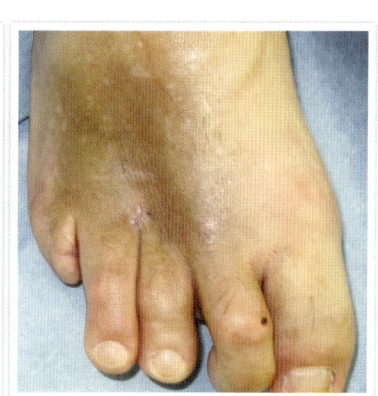

4　装着時の注意点

1　創周囲の健常皮膚にびらんを生じさせない

　フォームが健常皮膚にはみ出したままで装着すると、滲出液により皮膚が浸軟し、びらんを生じる。びらんからは滲出液が生じ、ドレープを貼付できなくなる。

　これを予防するためには、創を含めた健常皮膚の上にドレープを貼付し、創の辺縁に沿ってドレープをくり抜いた後にフォームを詰めるとよい。

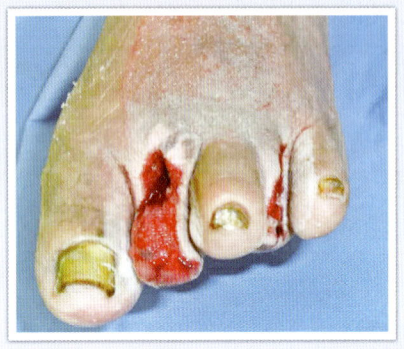

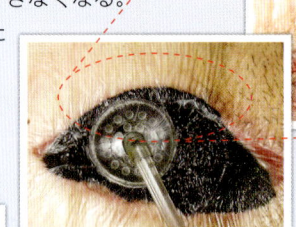

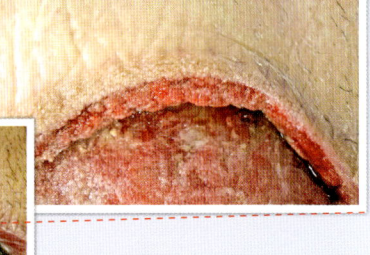

2　ブリッジングするフォームから皮膚を保護する

　同様にブリッジングフォームの下をドレープで皮膚保護をしないと、滲出液によりびらん・浮腫を伴う接触性皮膚炎を生じる。このような場合は本システムの使用を中断することが望ましいが、継続が必要な場合は、ブリッジングを足底側に作製するか、もしくは足背部に創傷被覆材（シート状のハイドロコロイドなど）を貼付した上に作製するとよい。

3　T.R.A.C.™接続パッドの下にフォームを置かないと貼付痕が残る

　場合によっては潰瘍化する可能性があるので注意する。

4　ドレープによる接触性皮膚炎の所見

　このような所見を認める場合は本システムの使用を中断し皮膚炎の治療を優先する。通常ステロイド軟膏を使用することにより3日程度で治療効果が見られはじめ、1週間程度で症状は改善する。

　皮膚炎が改善したら本システムによる治療を再開するが、同症状を繰り返す可能性が高いので、フィルム貼付部に皮膚保護剤を使用する。このとき、非アルコール性皮膜（キャビロン™）などを使用することで皮膚保護ができる。さらにフィルムとの粘着効果も高まる。しかし水分透過性は低下するので注意が必要である。

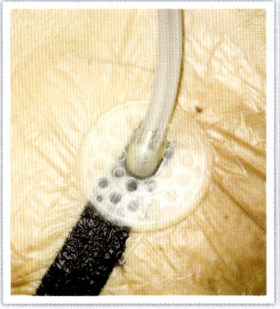

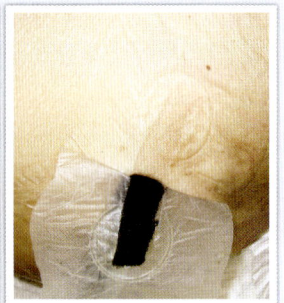

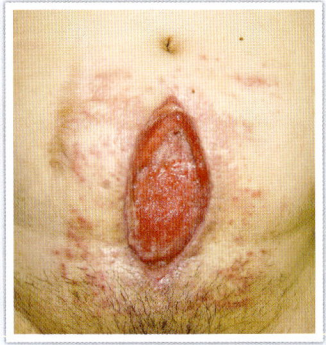

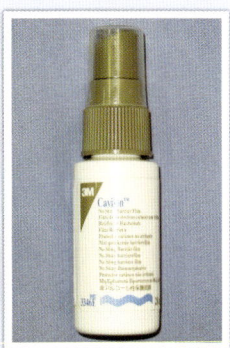

第2章

V.A.C.ATS® 治療システム
いろいろな創傷への応用

Ⅰ 急性、亜急性創傷
1. 新鮮外傷創・熱傷潰瘍
2. 四肢開放創
3. 植皮術との併用療法

Ⅱ 慢性創傷
1. 褥瘡
2. 下肢潰瘍
   - 静脈うっ滞性潰瘍
   - 虚血性潰瘍・壊疽
   - 糖尿病性潰瘍

Ⅲ 特殊な創傷
1. 外科離開創・開放創
2. 胸部難治性潰瘍

Ⅰ 急性、亜急性創傷
1. 新鮮外傷創・熱傷潰瘍

川崎医科大学形成外科　稲川喜一、篠山美香

疾患の特徴

- 縫合閉鎖不能な挫滅創
- 銃創のような深い創
- 骨や腱、筋膜が露出した皮膚欠損創
- 深達性熱傷

1 適応

　新鮮外傷創としては、組織欠損が大きく、一期的閉鎖が困難な創がよい適応となる。具体的には、①縫合閉鎖不能な挫滅創、②銃創のような深い創、③骨や腱、筋膜が露出した皮膚欠損創（デグロービング損傷）、④深達性熱傷などが挙げられる。

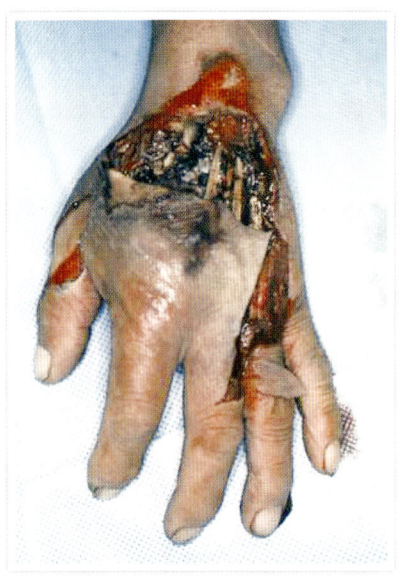

デグロービング損傷
左手背のデグロービング損傷で伸筋腱が露出している。

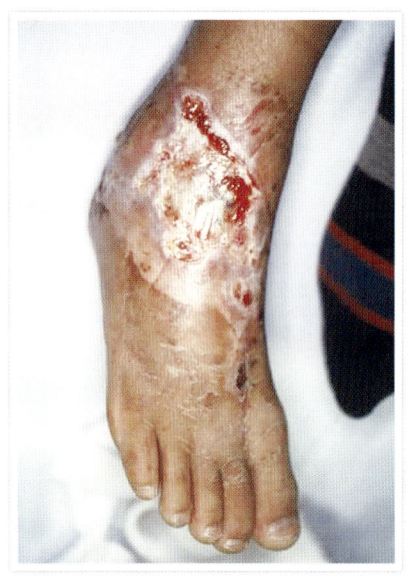

腱露出を伴う熱傷潰瘍
右足関節背側部の熱傷潰瘍で伸筋腱が露出している。

2 禁忌

　壊死組織が残存している創や虚血肢などの血流が悪い創、大血管や臓器が露出している創、止血が困難な創に対しては禁忌である。出血傾向を認める症例においても適用すべきではない。

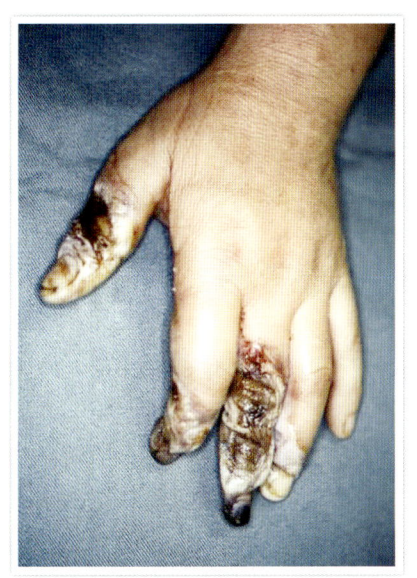

壊死組織が残っている創
左母指〜環指の熱圧挫創で、壊死組織が残存している。

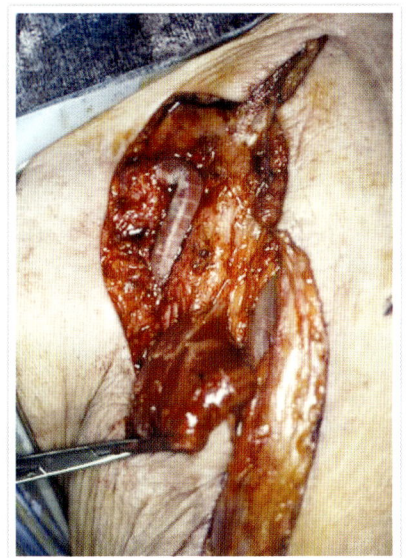

血管が露出した創
左鼡径部の術後離開創である。
創内に人工血管が露出している。

3 装着のポイント

手足の創に対する装着法（サンドイッチテクニック）

　手や足の創では装着方法が複雑になり、エアリークを来たすことも多いので工夫が必要である。創が大きな場合には以下のサンドイッチテクニックが有用である。

　この方法では装着中に指趾の血行を確認することができないという欠点がある。指趾に創がない場合には、フォームをさらに切り開いて、フォームの外に指趾を出せば血行を確認できる。

　また、指趾が変形して指趾間が狭くなっている場合にも注意が必要である。このような場合には指趾間に何らかの緩衝材を挿入するなどの配慮が必要である。

サンドイッチテクニックの方法とポイント

ポイント❶

フォームを2枚におろすように切り開き、そこに手や足を挿入する

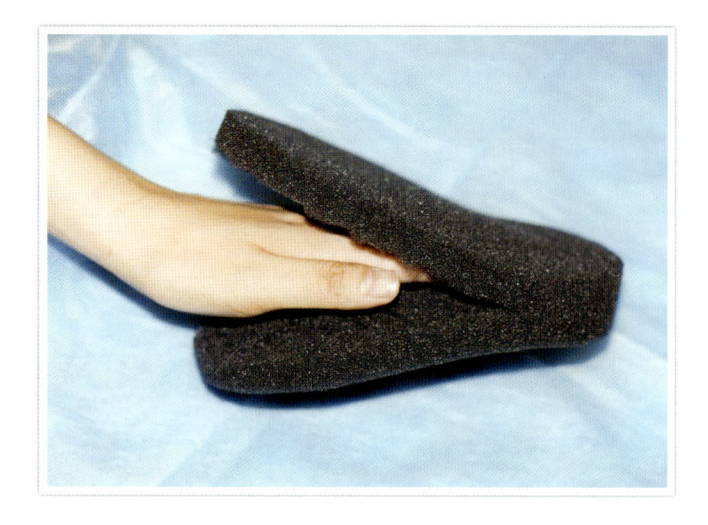

ポイント❷

2枚のドレープで挟むようにしてフォームを覆う

ドレープはフォームより1cm以上大きい必要がある。ドレープを環状に包帯を巻くように貼付してしまうと末梢の循環障害を来たすことがある。

その後、チューブを接続し、陰圧を負荷する。
指間部に白癬菌感染を起こすことがあるので注意する。

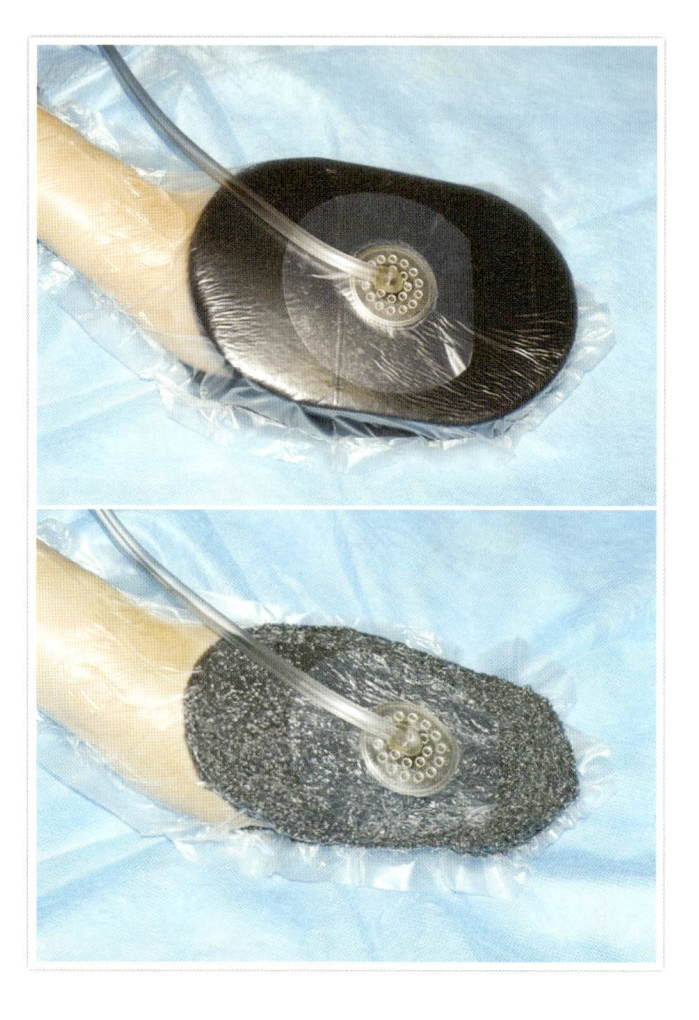

4 症例

症例1 30歳、男性、交通事故による左下腿切断
交通事故で左大腿骨骨幹部骨折、左脛腓骨開放骨折、膝窩動静脈損傷、脛骨神経および腓骨神経損傷を負った。左下腿切断端の潰瘍に対して、V.A.C. ATS®治療システムを適用し、1カ月後に分層植皮を行った。植皮術後6カ月を経過し、良好な結果を得ている。

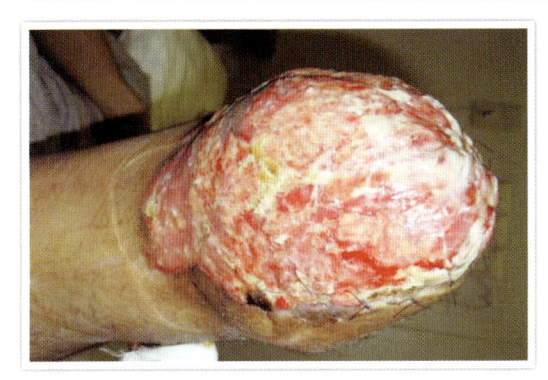

(a) 初診時（受傷後1.5カ月）の状態
左大腿骨創外固定、左下腿切断術が施行されたが、左下腿後面に皮膚壊死を来たした。

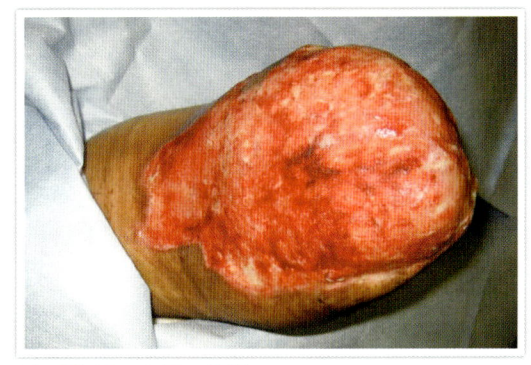

(b) 受傷後2カ月の状態
下腿切断端の筋膜が露出した20.5×11.0cmの大きさの創に対して、V.A.C. ATS®治療システムを適用した。グラニューフォームを使用し、125mmHgの陰圧を連続的に負荷した。

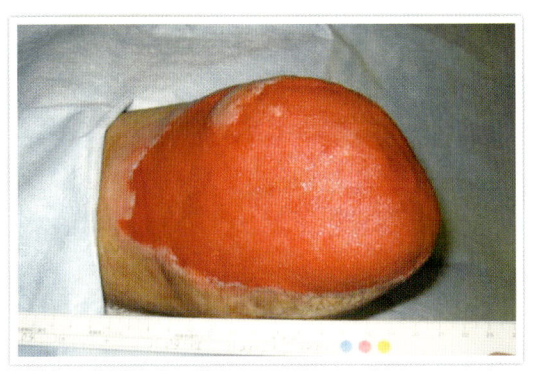

(c) 治療開始後1カ月の状態
創は17.9×8.9cmの大きさにまで縮小した。

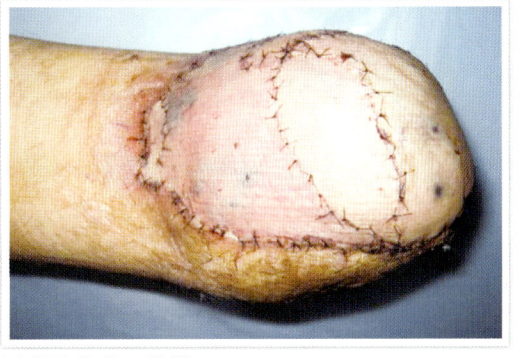

(d) 植皮術後の状態
右大腿からの分層植皮術を施行した。術後経過は順調で、植皮の生着は良好だった。

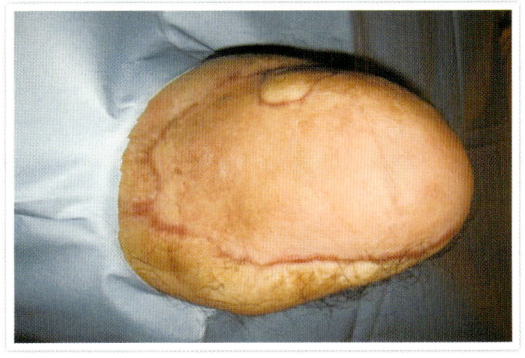

(e) 植皮術後6カ月の状態

> **症例2** 34歳、男性、交通事故による右上肢挫創
> 右肩から上腕にかけて挫創を負った。1カ月間の保存的治療で治癒しなかった右肩部潰瘍に対して、V.A.C.ATS®治療システムを適用し、1週間後に網状植皮を行った。植皮術後2カ月で良好な結果を得ている。

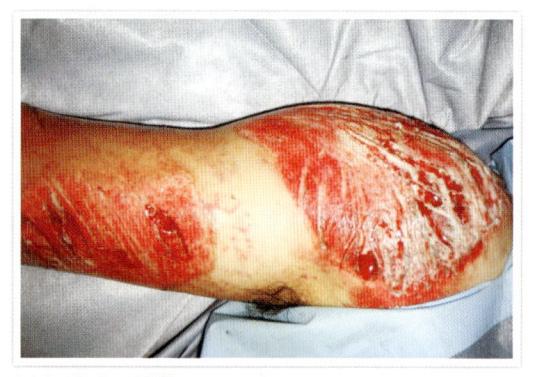

(a) 初診時の状態
右肩から上腕にかけて挫創を負った。

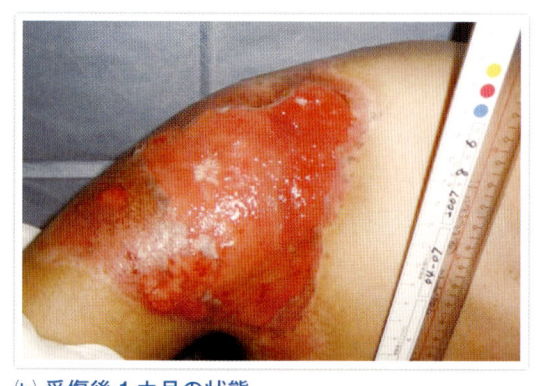

(b) 受傷後1カ月の状態
右肩部の筋膜が露出した12.0×9.5cmの大きさの創に対して、V.A.C.ATS®治療システムを適用した。グラニューフォームを使用し、125mmHgの陰圧を連続的に負荷した。

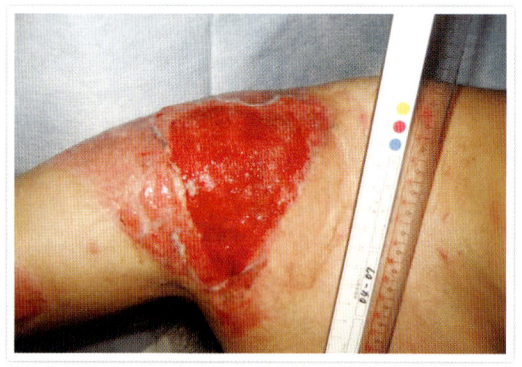

(c) 治療開始後1週の状態
創は9.5×7.1cmの大きさにまで縮小した。

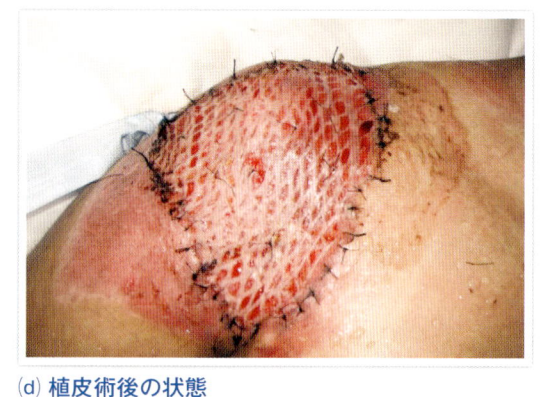

(d) 植皮術後の状態
右大腿からの分層植皮術を施行した。術後経過は順調で、植皮の生着は良好だった。

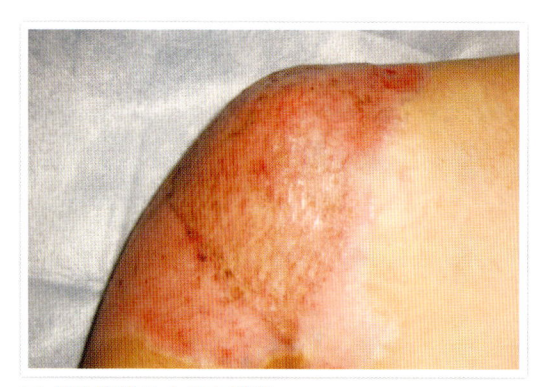

(e) 植皮術後2カ月の状態

ワンポイントアドバイス

複雑な形状の創に対しては、フォームを複数の断片にするのも一案である

　創が複雑な形である場合、フォームをその形に裁断するのは難しい。このような症例では、小さな断片を作製し、それらを組み合わせることで複雑な形状の創にも容易にフォームを充填することができる。フォームが重なって部分的に厚くなってしまうと、陰圧が不均一に負荷されてしまうので、フォームの厚さが合計で一定になるように注意する必要がある。

I 急性、亜急性創傷

2. 四肢開放創

金沢医科大学形成外科　島田賢一、川上重彦

疾患の特徴

- 急性・亜急性創傷としての四肢開放創は外傷による創傷がほとんどを占め、若年者に多い
- 特殊な例として四肢悪性腫瘍摘出後の皮膚欠損創もある
- 外傷時に受けるエネルギーの種類や大きさにより損傷の程度がさまざまである。皮膚・皮下レベルの軟部組織損傷や、損傷が筋骨に及ぶ時には、末梢の血行不全を来たす場合もある
- 四肢開放創における特徴的な病態としてデグロービング損傷がある。本損傷では深部組織は温存されるが、表層の皮膚皮下組織が広汎に損傷されるため再建に難渋することがある

1 適応

　主要血管・神経が露出していない創傷では、V.A.C.®ATS治療システムの使用が可能である。

　また、悪性腫瘍切除後の皮膚欠損創に対して、創底が一期的植皮に適さない場合には本システムによる治療を行いwound bed preparationを図る。

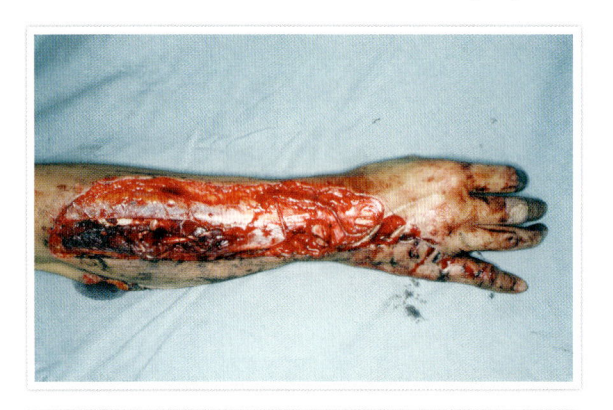

外傷性皮膚欠損創
交通外傷による右前腕の外傷性皮膚欠損創
一部腕橈骨筋の挫滅を認めるが、骨・主要血管・神経の露出はない。

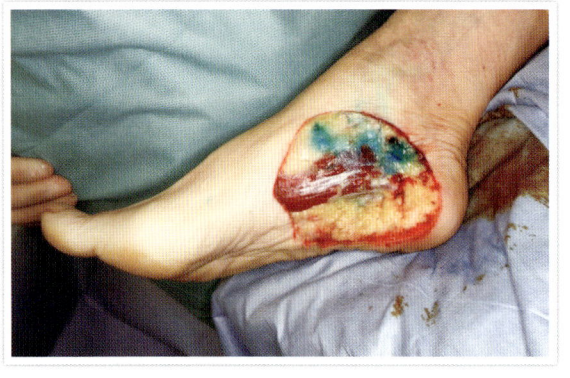

皮膚悪性腫瘍切除後の欠損創
足底から内顆にかけての悪性黒色腫切除後の皮膚欠損創。

2 不適応・禁忌

　血管・神経が露出している創傷、悪性腫瘍や壊死組織が残存している創傷では禁忌である。また、出血が続く患者、止血が困難な抗凝固剤、抗血小板薬が投与されている患者には注意して施行する必要がある。

　壊死組織が多く残存する創傷は適応とはならないが、デブリードマンにより壊死組織が除去されれば適応可能となる。

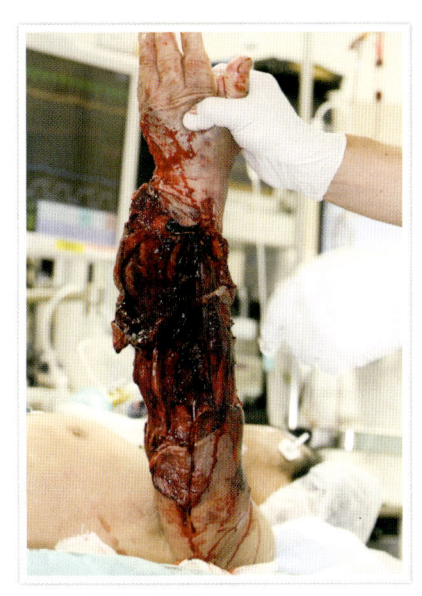

重度開放性骨折例
橈骨・尺骨の第三骨片を伴い骨皮質の露出した左前腕伸側の開放性骨折。筋・腱の挫滅は高度である。

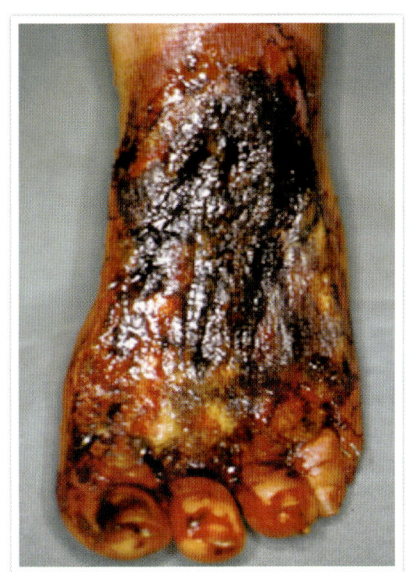

外傷後の皮膚壊死創
外傷による皮膚・皮下組織、腱の壊死創。

3 装着のポイント

ポイント❶

複雑な形態の創傷（特に手・足）の場合、手・足全体をドレーピングし陰圧を負荷する

図は、外傷による足部潰瘍。足底から足背、趾間部を含め潰瘍を認める。グラニューフォームを創部を挟み込むように採型、設置した。ドレープは全足趾を含めて、足全体を覆うように貼付した。

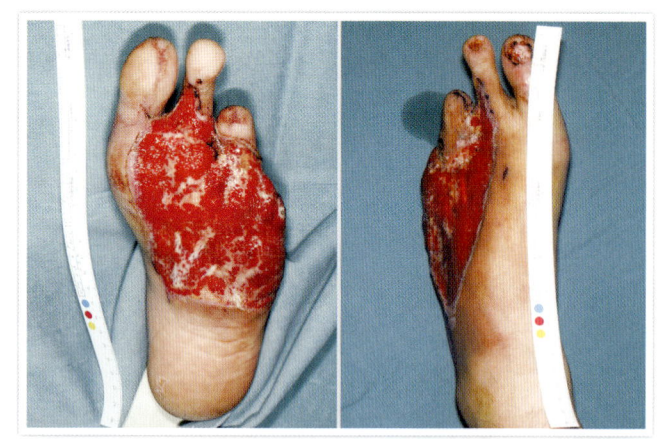

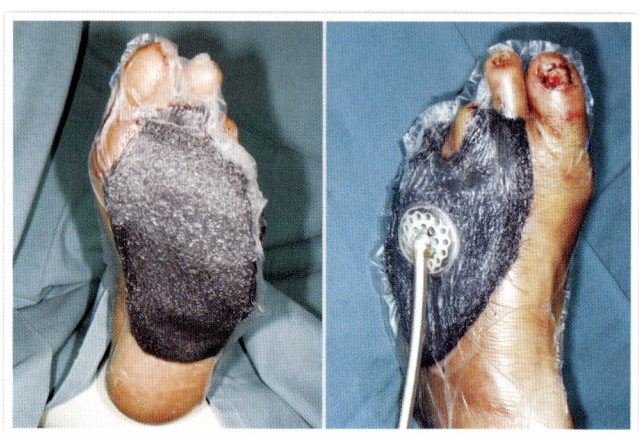

ポイント❷

創部辺縁皮膚が損傷を受けた場合、ハイドロコロイド創傷被覆材を貼付する

創部辺縁皮膚はフォーム材やドレープにより損傷を受けることがある。その場合、創縁の健常皮膚にハイドロコロイド創傷被覆材などを貼付し保護する。

図は、足底から内顆にかけての皮膚欠損創。創縁の皮膚にデュオアクティヴET®を貼付し創縁を保護した。ドレープはデュオアクティヴET®を含めて貼付する。

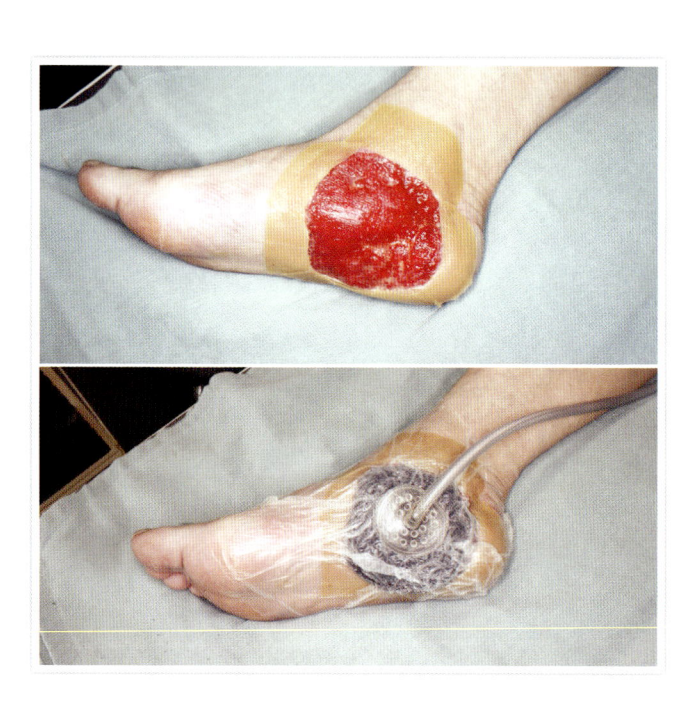

ポイント❸

創部が複数箇所の場合は、フォーム材を橋渡し状に設置して陰圧を加える
（ブリッジング法）

図は、下腿の内側、外側面の創傷。ドレープに小孔を作製し両フォームに橋渡しするように新たなグラニューフォームを設置し陰圧を加えた。

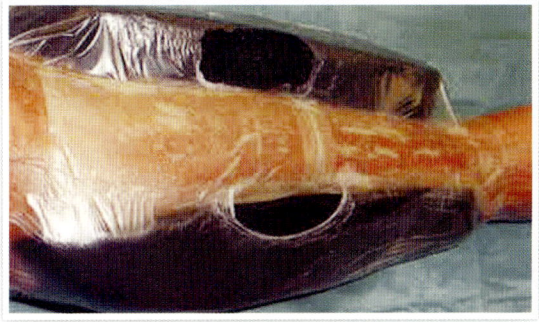

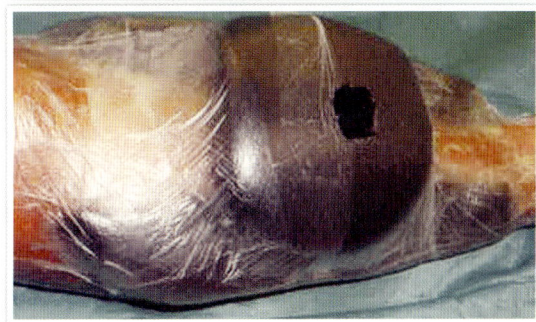

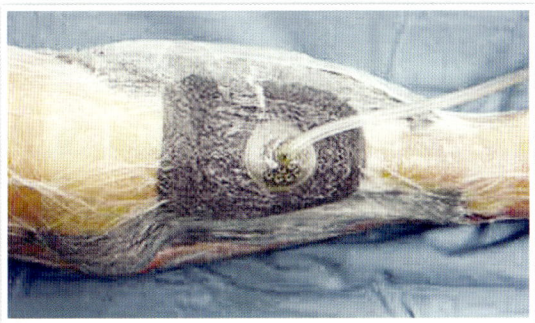

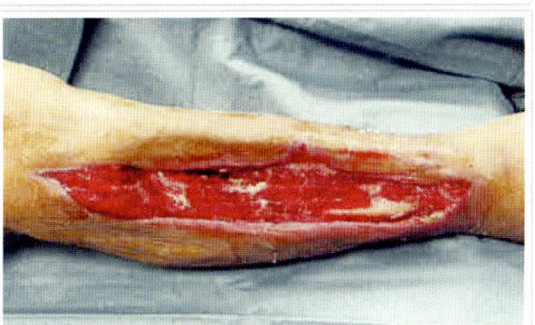

4 症例

症例1 22歳、女性、交通事故による前腕外傷性皮膚欠損創
一部に腕橈骨筋の露出を伴っていた。軟膏による保存治療を行ったのち、受傷後2日よりV.A.C.ATS®治療システムによる治療を開始した。13日後には創全体が良性肉芽で覆われたため、分層植皮術を施行した。術後1年を経過するが拘縮はなく良好な結果を得ている。

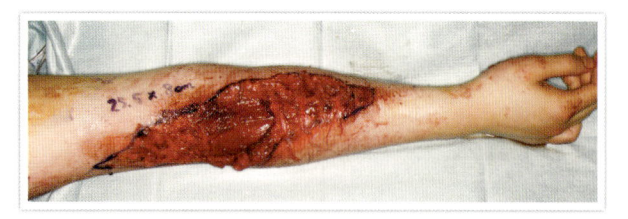

(a) 初診時所見
一部、筋の露出を伴っていた。

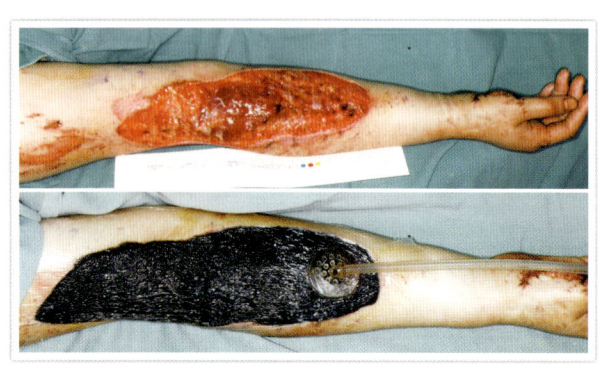

(b) V.A.C.ATS®治療システムによる治療開始
受傷後2日より開始した。開始時も、創部中央部に筋肉の露出を認めた。

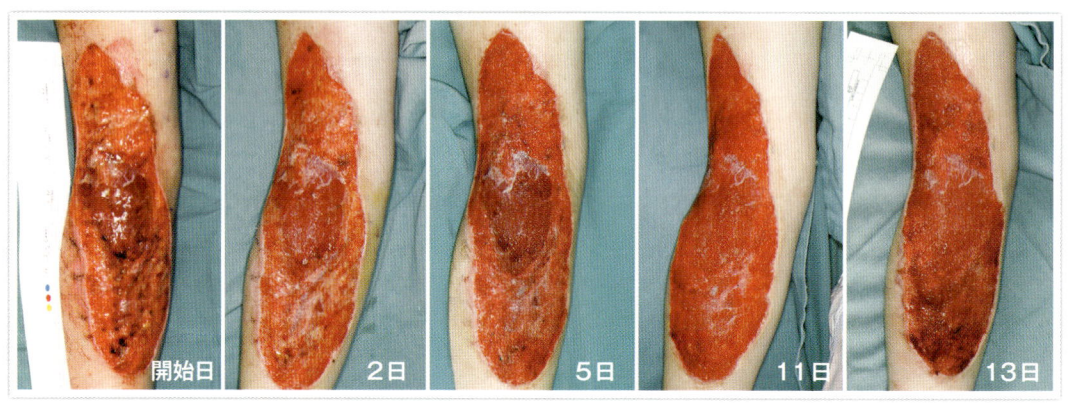

開始日 / 2日 / 5日 / 11日 / 13日

(c) 経時的な肉芽の増生
13日目には創全体が良性肉芽で覆われ、健常皮膚との段差は消失し、創内に辺縁皮膚からの上皮の侵入を認めた。

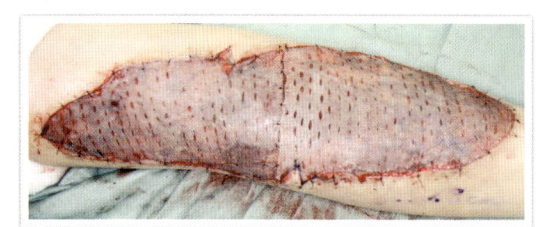

(d) 本システムによる治療開始後13日(終了)
分層植皮術を施行した。

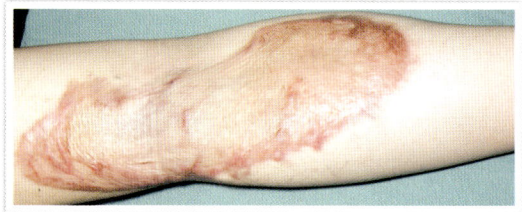

(e) 術後12カ月の状態
拘縮はない。

症例2 27歳、男性、足部外傷性潰瘍
山車に引かれ左足に皮膚剥脱挫滅創を受傷した。壊死に陥った足趾と皮膚のデブリードマンを行った。当初創部に対して軟膏による保存治療を行い、受傷後17日よりV.A.C.ATS®治療システムによる治療を開始した。本治療開始直後から良好な肉芽増生を認め、4日後に分層植皮術を施行した。術後1年1カ月を経過し、良好な結果を得ている。

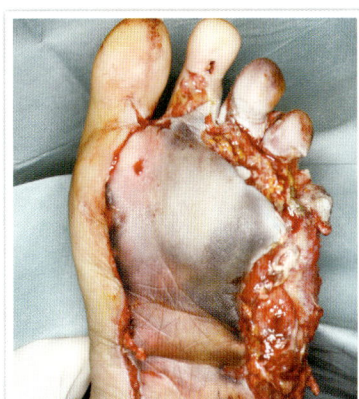

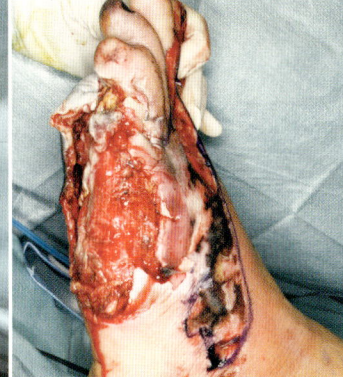

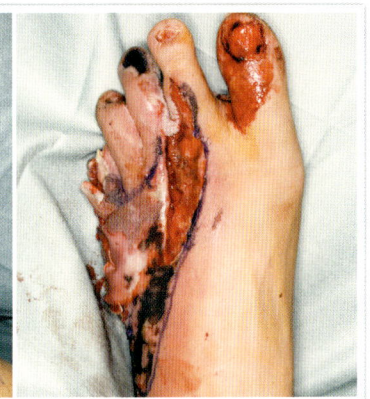

(a) 初診時所見

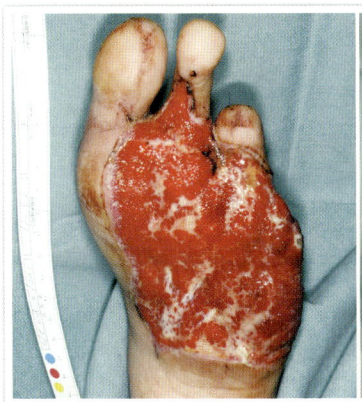

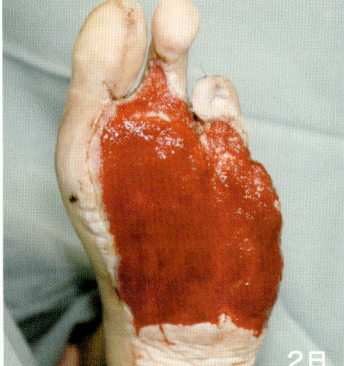

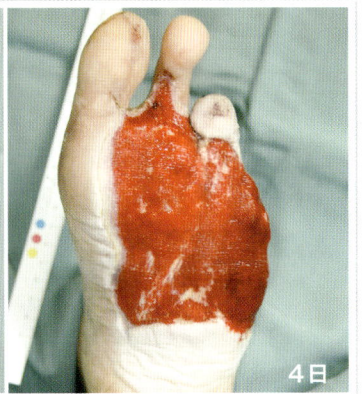

(b) 本システムによる治療の開始
デブリードマン施行後、受傷17日より治療を開始した。開始直後より鮮紅色の肉芽増生を認めた。過剰滲出液による足底皮膚の浸軟を認めた。

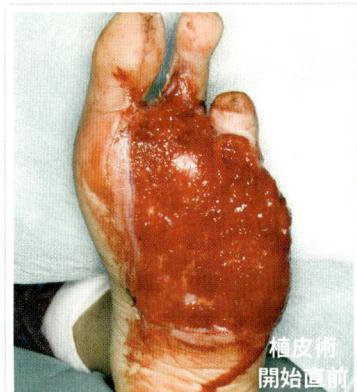

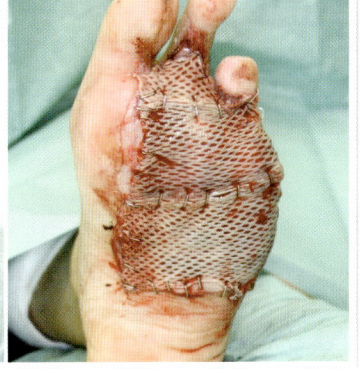

(c) 分層植皮術の施行
本システムによる治療を4日間施行後に分層植皮術を施行した。

(d) 術後1年1カ月の状態
一部胼胝形成を認めるが、潰瘍はない。

症例3 66歳、男性、転落による右下腿開放性骨折後の皮膚壊死

創外固定器により骨固定した。創縁の一部が壊死に陥り離開し潰瘍を形成した。潰瘍に対して、軟膏による保存治療を行った。受傷後4週間を経過したが改善が見られないため、壊死組織をデブリードマンし、V.A.C.ATS®治療システムによる治療を開始した。本治療開始後28日、創が良好な肉芽で覆われたため分層植皮術を施行した。植皮は生着し、術後4カ月を経過、潰瘍の再発なく良好な状態である。

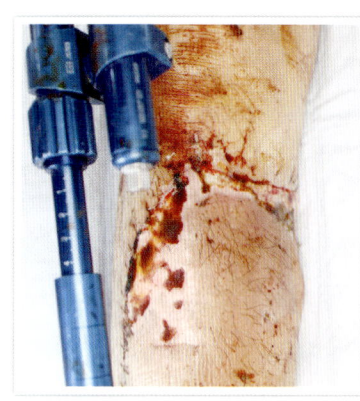

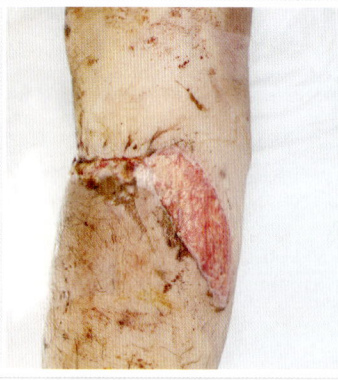

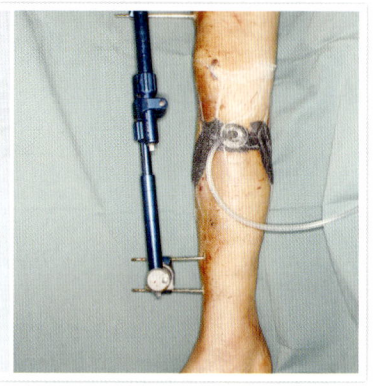

(a) 術前の状態
創縁の一部が皮膚壊死に陥り、離開部分は潰瘍となった。壊死組織をデブリードマンしV.A.C.ATS®治療システムによる治療を開始した。

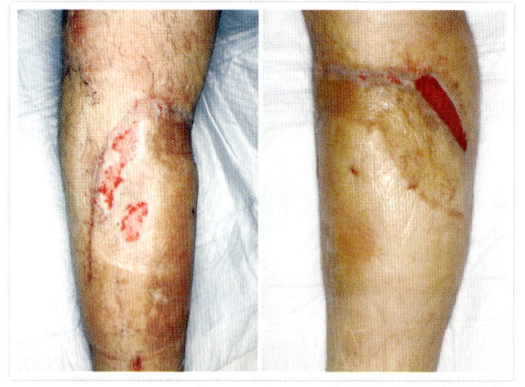

(b) 治療開始後28日の状態
線状潰瘍部分は上皮化し、潰瘍は良好な肉芽で覆われた。

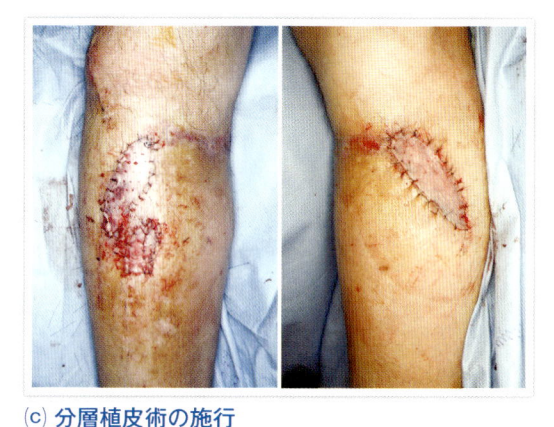

(c) 分層植皮術の施行
植皮は生着した。

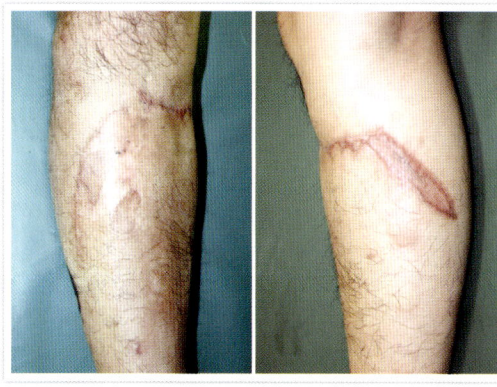

(d) 植皮術後4カ月の状態

ワンポイントアドバイス

1 疼痛を訴えたり過剰肉芽によりフォーム材に肉芽が埋入する場合には、グラニューフォームからホワイトフォームに変更する

手背の創傷に本システムによる治療を施行中、グラニューフォームへの肉芽の食い込み・出血・疼痛を認める場合は、ポリビニルアルコール製のホワイトフォームに変更すると軽減する。

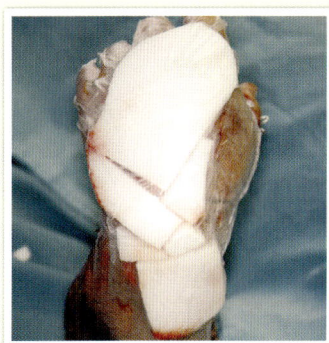

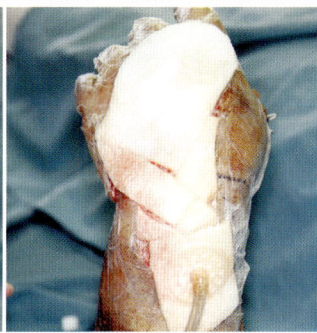

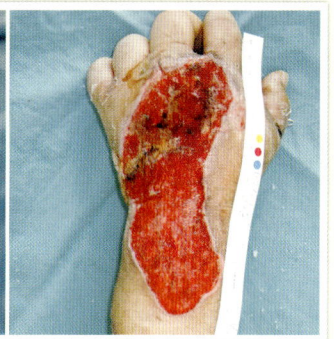

2 足蹠の浸軟症例では注意深い滲出液管理が必要である

足底、手掌においては創からの滲出液が過剰な時期には、ドレープ下に滲出液が漏出し皮膚の浸軟を認めることがある。滲出液管理を厳重にして、周囲健常皮膚にハイドロコロイド材を貼付するなどの注意深い管理が必要である。滲出液がコントロールされれば改善する（症例2）。

3 V.A.C.ATS®治療システムによる肉芽創には、全層植皮（含皮下血管網遊離全層植皮）が可能である

四肢の欠損創では一期的に皮弁形成や植皮術などの手術が可能である。しかしながら創部以外の制約から一期的に創閉鎖できない場合、待機期間にwound bed preparationを図る手段として本システムは有用と考えられる。また、外傷直後では通常分層植皮で創閉鎖を行うが、本治療システムを施行することにより、良好な肉芽増生が得られ、含皮下血管網遊離全層植皮が可能となった。これにより機能的、整容的により満足度の高い治療ができた。

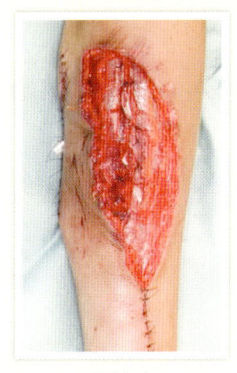

開始時 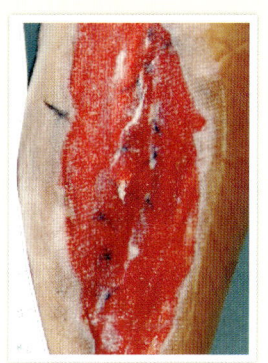　　本システムによる治療開始後14日 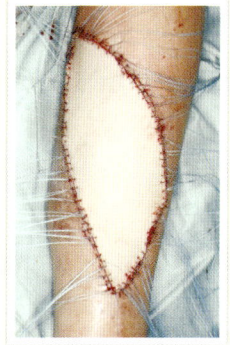　　真皮下の血管網を含んだ遊離全層植皮施行直後。しなやかで拘縮のない植皮が可能であった。 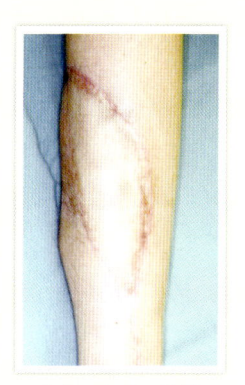　　術後4カ月の状態

Ⅰ 急性、亜急性創傷
3. 植皮術との併用療法

埼玉医科大学形成外科　石川昌一、市岡　滋

植皮術後の固定

- 植皮の固定法として、タイオーバーなどの圧迫固定が一般的であるが、局所陰圧閉鎖療法による植皮の固定も有用である。植皮片の支持と安定、創傷環境の保護、滲出液の除去、皮弁生着の補助といった目的で使用する[1]
- 局所陰圧閉鎖療法で植皮を固定する際の陰圧は75～100mmHgが適正となっており、50mmHgだとずれ力に負けてしまう可能性があり、125mmHg以上だと過圧迫になる可能性がある[1]
- V.A.C.ATS®治療システムの装着期間は、植皮術直後から3～5日間で、その間は連続モードで使用する[1]
- フォーム材の下に非固着性ドレッシングを使用することが不可欠である
- 植皮術後最初の24時間は排液が多いが、その後排液は減少する。排液が多い場合には、何らかの合併症がある可能性が示唆され、一度ドレッシングを外して創傷を観察する必要がある
- 感染管理のために、5日間以上の連続使用は避ける[1]

1　適応

通常タイオーバーの適応となる症例に加え、滲出液が多くドレナージが有効と考えられる症例で適応になる。

皮弁形成術においては、症例2（後述）に示すように皮弁下に死腔が形成され滲出液の貯留（seroma）が懸念されるが閉鎖式吸引ドレーンを入れる程の大きさでない症例で適応になる。

2　非適応・禁忌

V.A.C.ATS®治療システムのキットで対応できる面積の植皮術が適応となるため、広範囲の植皮が必要になる場合は適応にならない。

通常タイオーバーの適応にならないような広範囲熱傷や、感染のリスクが高く植皮後早期の観察を要する症例では禁忌である。

3 装着のポイント

ポイント❶

植皮片とフォームが固着しないように、必ず非固着性ドレッシング材を使用する

フォームの固着を防ぐための被覆材料（アダプティック™カーゼ・ドレッシング、ウルゴチュール®パッド、エスアイエイド®、トレックス®、メピレックス™トランスファー、アスキナ®シルネット等）を植皮片よりも創縁が1cm広いサイズに切り移植片上に置く。

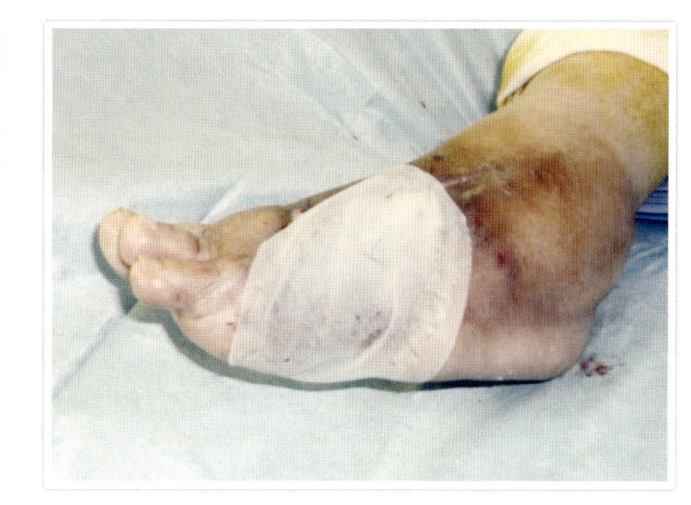

ポイント❷

固定

連続モード、陰圧75～100mmHgで3～5日間、固定する。

必ず連続モードで使用する。陰圧は50mmHgだとずれ力に負けてしまう可能性があり、125mmHg以上だと過圧迫になる可能性がある。

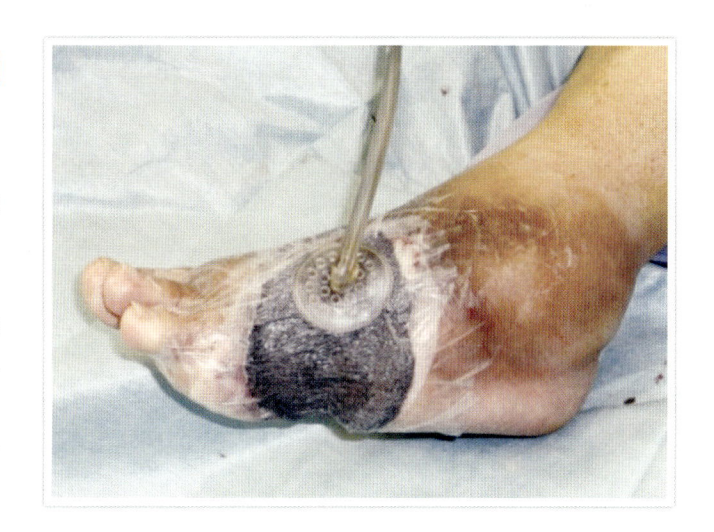

4 症例

症例1 60歳、女性、左下腿静脈うっ滞性潰瘍
左下腿内側に色素沈着を伴う潰瘍を認めた。潰瘍のデブリードマンを施行したのち、V.A.C.ATS®治療システムでwound bed preparationを図った。25日後、良好な肉芽形成が得られたため、鼠径部より全層植皮を行い本システムで固定した。術後5カ月、良好な生着を得た。

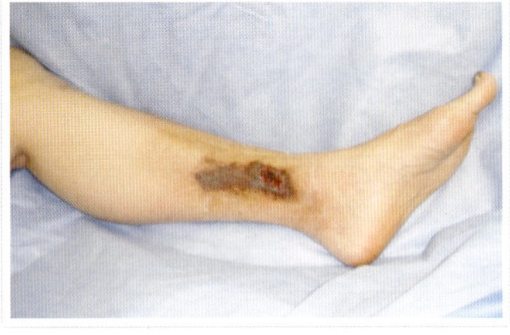

(a) 術前の状態
デブリードマン後、V.A.C.ATS®治療システムでwound bed preparationを図った。

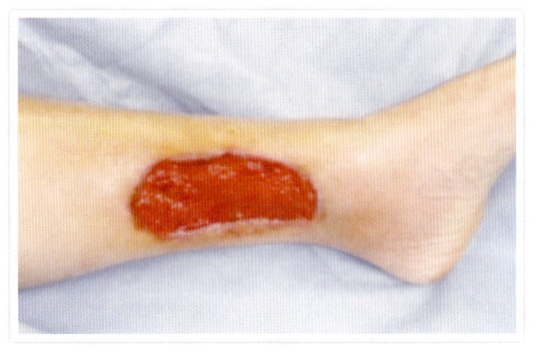

(b) 本システムによる治療開始後25日の状態

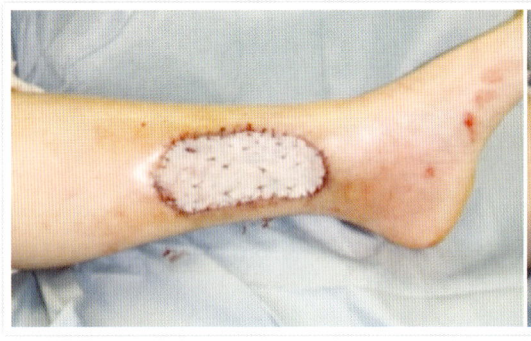

(c) 同日、植皮術の施行と本システムによる治療の開始
植皮片上に本システムを適用し、連続モード、陰圧75mmHgで3日間、固定した。

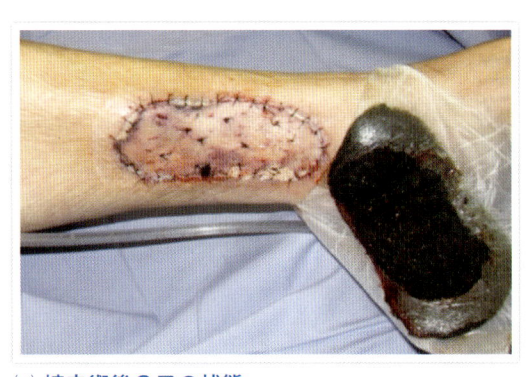

(d) 植皮術後3日の状態
植皮片は良好な生着を得た。

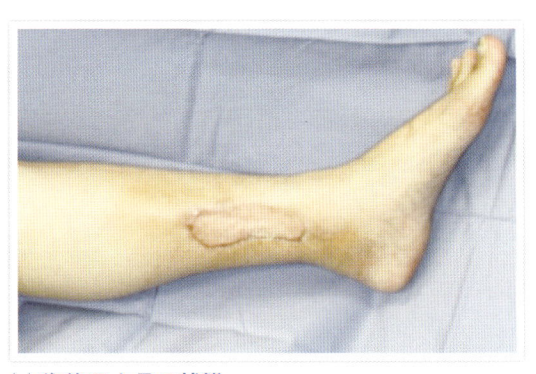

(e) 術後5カ月の状態

> **症例2** 73歳、女性、左第Ⅱ、Ⅳ趾糖尿病性足趾壊疽
> 第Ⅱ、Ⅳ趾を切断し、趾の皮膚を皮弁状に残しての断端閉鎖を計画した。その場合、死腔形成や滲出液の貯留が懸念されたが、閉鎖式吸引ドレーンを入れるには、創が小さいと判断した。そこで、V.A.C.ATS®治療システムを適用し、滲出液をドレナージしつつ、皮弁を移植床に圧迫固定した。術後、皮弁下の滲出液貯留は回避され、良好な生着を得た。

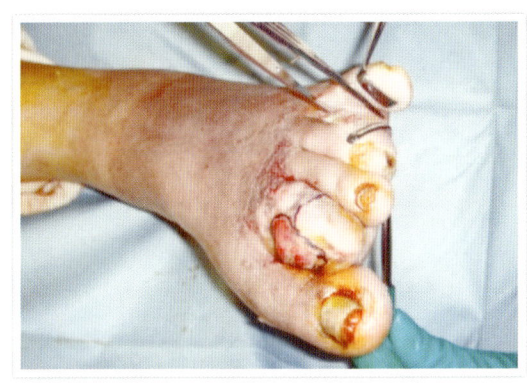

(a) 術前の状態
第Ⅱ、Ⅳ趾の切断と趾の皮膚を皮弁状に残し断端閉鎖を計画した。

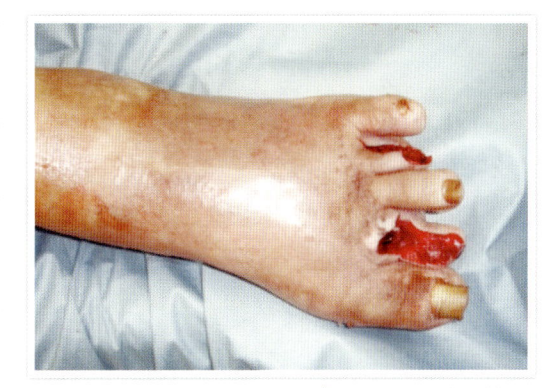

(b) 第Ⅱ、Ⅳ趾を切断し、デブリードマン後の状態
切断端の中足骨は骨髄炎のため中枢側まで除去した。

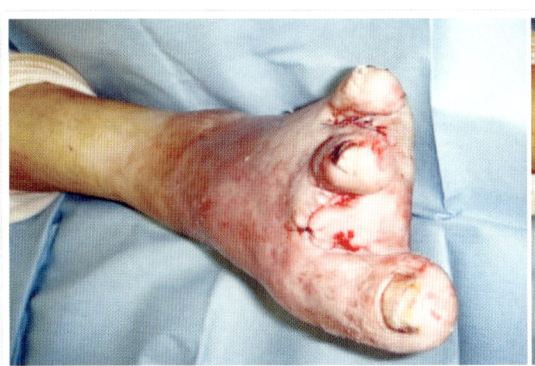

(c) 皮弁を縫合した状態と本システムによる治療の開始
滲出液が漏出するよう皮弁を粗く縫合し、その上にV.A.C.ATS®治療システムを適用した。連続モード、陰圧75mmHgで3日間、固定した。

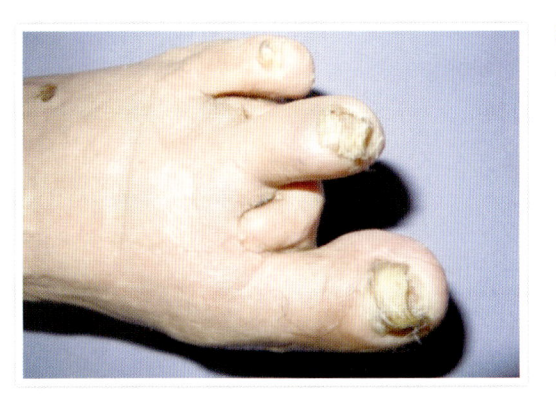

(d) 術後2カ月の状態
皮弁は良好に生着した。

ワンポイントアドバイス

1 Wound bed preparationに引き続き植皮の固定にも本システムの利用を計画するなら、保険適用上、本システムの使用開始から23日以内に植皮術を行う

　V.A.C.ATS®治療システムの保険適用期間は28日間である。したがって植皮前のwound bed preparationに引き続き植皮の固定にも使用を予定している場合は、本システムの使用開始から23日以内には植皮術を予定することが望ましい。

2 Wound bed preparationと植皮とでは、V.A.C.ATS®治療システムに不具合が生じた際の緊急性が異なる

　対応が遅れた場合には移植片の脱落につながる。
　植皮の固定を行う場合は、継続した陰圧吸引を行うことが不可欠である。エアリークやチューブの閉塞などが生じた際にすぐ対応できるよう態勢を整える。

文献

1) Banwell P：V.A.C.®Therapy Clinical guidelines；A reference sourece of clinicians. pp46-47、Medical Education Partnership Ltd, London, 2007

II 慢性創傷

1. 褥瘡

杏林大学医学部形成外科　大浦紀彦

疾患の特徴と治療

- V.A.C.ATS®治療システムによる局所治療を行う前に、褥瘡対策（外力・ずれの対策）を確実に行う
- 褥瘡は、他の慢性創傷と異なりポケット（underming）を認めることが多い
- 褥瘡治療における治癒期間に大きな影響を与える因子がポケットである。ポケットをいかに早く治癒させるかが治療のカギとなる
- 肉芽で被覆された褥瘡のポケットは、本システムによって天蓋と創底を癒着させて治癒させることが可能である

1 適応

　褥瘡はその治療方針により、毛根などの皮膚附属器が温存されている真皮までの浅い褥瘡と、脂肪、筋肉、骨に達する深い褥瘡の2つに大別される。V.A.C.ATS®治療システムが適応となるのは、後者の深い褥瘡である。本システムは、上皮化促進よりも、創縁を引き寄せ、肉芽形成を促進する効果の方が高い。壊死組織を除去したのち軟部組織に肉芽を誘導する際に効果が期待できる。

- 90％以上が肉芽組織に被覆されている
- 壊死組織をほとんど認めない
- 局所感染も認められない

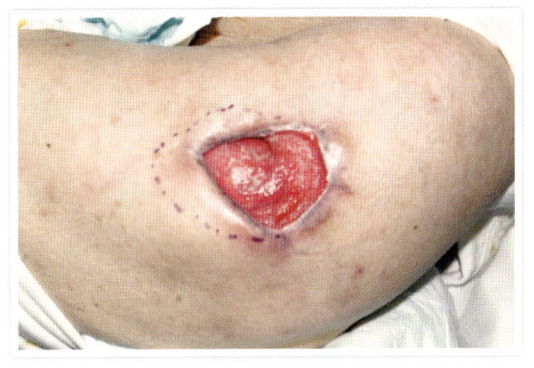

ポケットを伴う左大転子部の褥瘡
ポケット内部がすべて肉芽組織で被覆されている。

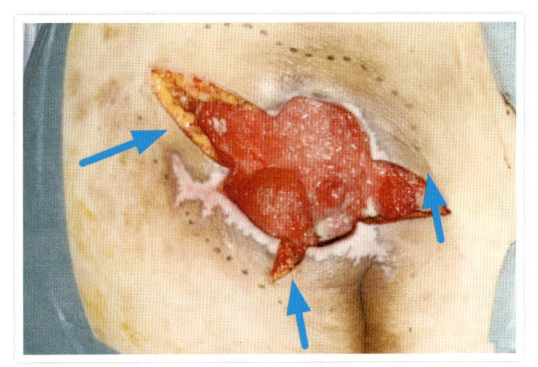

広範なポケットを伴う仙骨部褥瘡
図は、洗浄しやすいように3カ所を切開している。

2 非適応・禁忌

　真皮までの浅い褥瘡に対してV.A.C.ATS®治療システムを使用するメリットは少なく非適応である。

　骨に達する深い褥瘡は適応であるが、露出骨の骨膜が除去された状態や広範な露出骨を認める場合には非適応である。

　感染のある褥瘡に本システムを使用すると感染を増悪させることがあるので禁忌である。

非適応

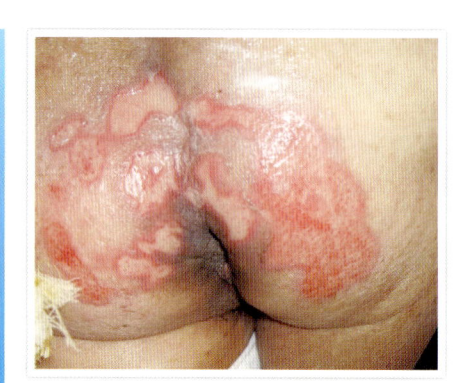

浅い褥瘡（真皮まで）
　滲出液の量は多いのでフォーム材やアルギン酸塩などの高吸収タイプの創傷被覆材を使用する。

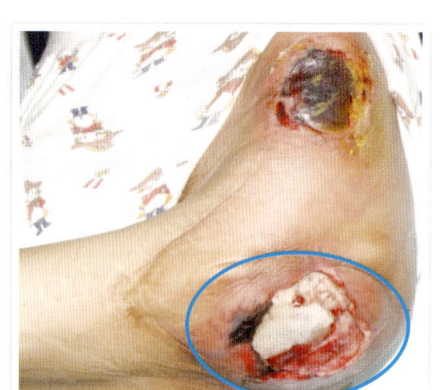

広範囲の骨露出を認める褥瘡
- 骨膜がない骨露出を伴う
- 壊死組織を認める
- 創周囲に発赤があり、炎症を認める

　骨膜が除去された広範な露出骨や腐骨は、骨を削るなどの工夫をしないと肉芽形成が得られない。
　左図の状態で本システムを使用しても、創閉鎖・創収縮は得られない。

禁忌

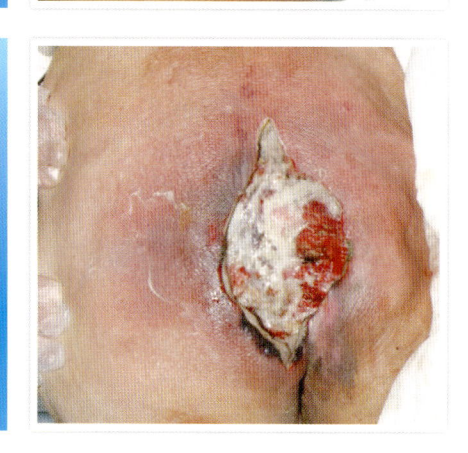

感染を伴う褥瘡
- 壊死組織を認める
- 局所感染・炎症を認める（創周囲に発赤あり）
- ポケットが存在する（ポケット内部に壊死組織を認める）

　壊死組織が除去され、局所の感染がなくなり、90％以上が肉芽組織に被覆されるまでは、本システムは使用すべきではない。
　創傷を密閉することによって敗血症等の危険性がある。

3 装着のポイント

ポイント❶

仙骨・尾骨部褥瘡では、殿裂部でエアリークが発生しやすい。エアリークを予防する工夫

洗浄液を拭き取り、ドレープが固着した状態を保つように指で殿裂部を圧迫しながら「2」のシールを頭側から剥がす。

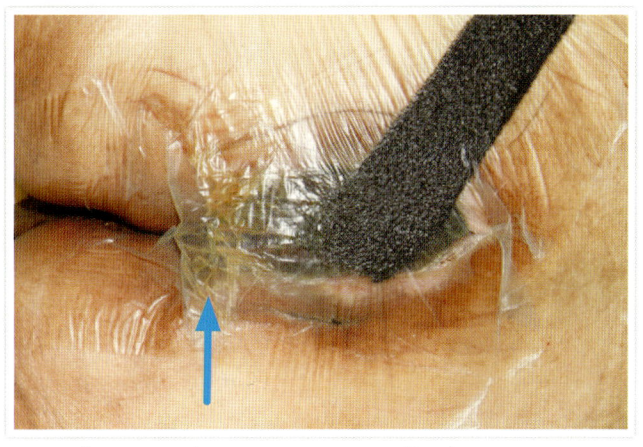

ドレープが殿裂部で剥がれてしまっている（矢印）。

殿裂部のドレープの固着が弱い場合、安息香酸チンキ（コンパウンドベンゾインチンクチャー®）などを用いて粘着強化を図ってもよい。

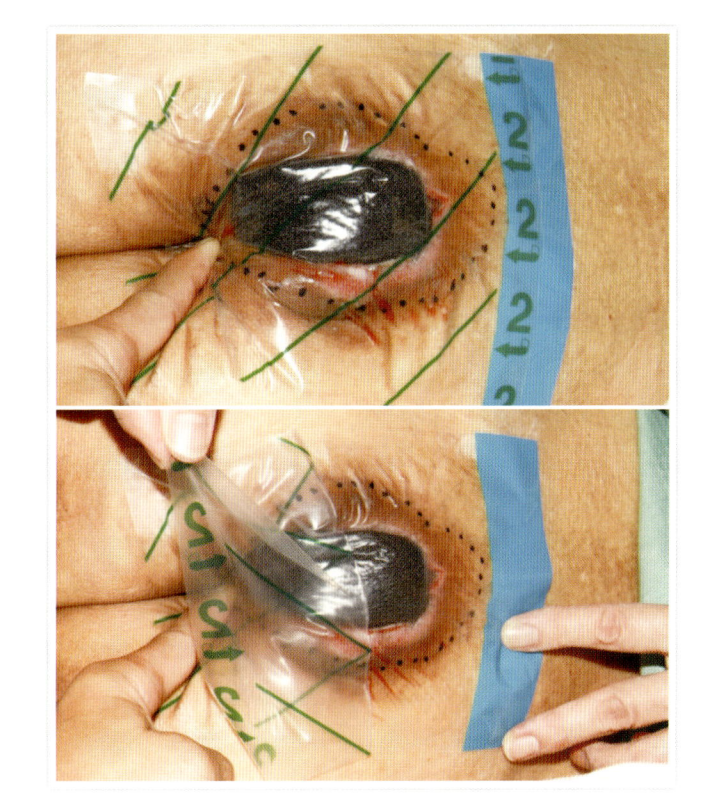

ドレープのシール「2」を剥がす際に殿裂部のドレープもいっしょに剥がれてしまうことがないように、指で圧迫しながら丁寧に頭側から剥がす。
陰圧を負荷してフォームが収縮してから殿裂に小さなドレープを追加貼付し補強する。

ポイント❷

ポケットが肛門近くまで達する場合、肛門から2cm程度皮膚を残して切開する

ポケットが肛門近くまで達する場合、肛門近くまで切開すると、ドレープを貼付する範囲が小さくなり、エアリークしやすくなる。

ドレープを貼付することを考えて肛門から2cmくらいは、皮膚を残して切開する。

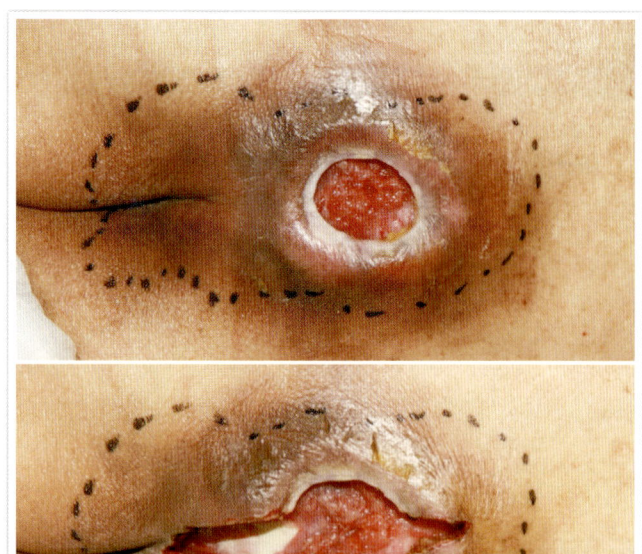

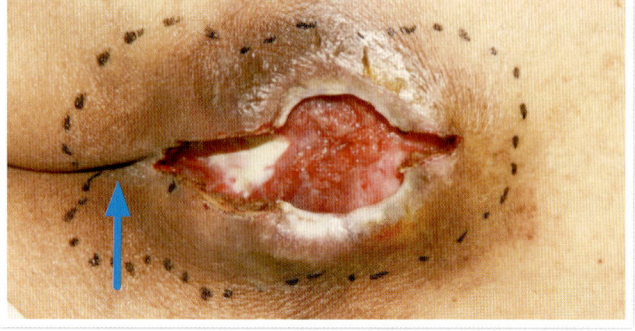

肛門から2cm程度、皮膚を残しておく。矢印は、意識的に切開しなかった部位を示す。

4 症例

> **症例** 77歳、女性、認知症、ポケットを伴った仙骨部褥瘡
> 在宅において仙骨部に褥瘡を認め、保存的に治療していたが、ポケットが治癒しないため、手術目的に入院となった。V.A.C.ATS®治療システムによる治療開始後3週でポケットは消失した。また創も縮小したため、大殿筋を温存し筋膜弁だけで再建することが可能であった。術後3カ月、再発を認めない。

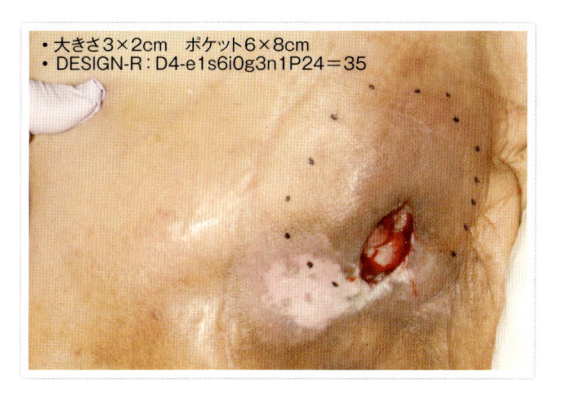

- 大きさ3×2cm　ポケット6×8cm
- DESIGN-R：D4-e1s6i0g3n1P24＝35

(a) **入院時所見**
ポケット内にも壊死組織を認めたため、ポケット切開とデブリードマンを施行した。積極的にポケットを切開して洗浄しやすくし、内部の壊死組織を除去することがポイントである。

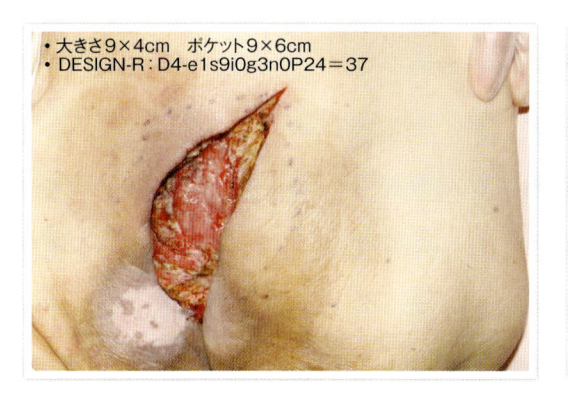

- 大きさ9×4cm　ポケット9×6cm
- DESIGN-R：D4-e1s9i0g3n0P24＝37

(b) **ポケット切開後2日の状態**
出血・感染がないことを確認し、本システムによる治療を開始した。

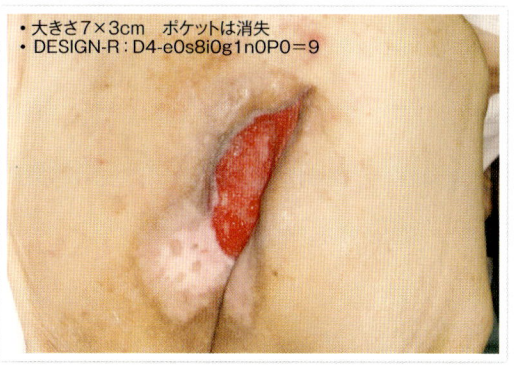

- 大きさ7×3cm　ポケットは消失
- DESIGN-R：D4-e0s8i0g1n0P0＝9

(c) **本システムによる治療開始後3週の状態**

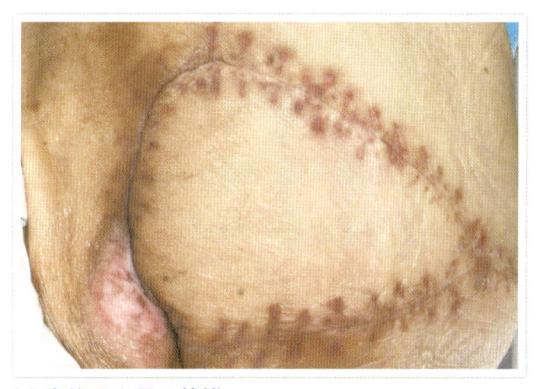

(d) **術後3カ月の状態**

ワンポイントアドバイス

1 局所治療の前に、褥瘡対策を確実に行う

　褥瘡治療においては、局所の処置だけでは治癒させることができず、褥瘡発生のさまざまな要因が、治癒に影響を与える。すなわち、褥瘡の原因となる外力を取り除くための体位変換や体圧分散寝具はもちろんのこと、栄養状態、栄養の投与方法、患者自身が持つ褥瘡の危険因子などさまざまな事象に適切に対応して初めて褥瘡が治癒する条件が整い、局所治療が効果を発揮する[1]。

2 T.R.A.C.™接続パッドによる二次損傷の予防

　T.R.A.C.™接続パッドは、硬い材質でできているため褥瘡の直上に留置すると、褥瘡を圧迫しD in Dと言われる褥瘡内褥瘡が発生することがある。ブリッジング法によって、T.R.A.C.™接続パッドの排出経路を骨のない軟らかい部位（腸骨と肋骨の間など）に誘導し、新たな褥瘡発生を予防する。

3 フォームは、創傷と同じ大きさかやや小さいものを用いる

　創傷の大きさより大きなフォームを装着し陰圧を負荷すると、創底にしわが生じ、創底の肉芽組織同士が密着し、褥瘡にズレが負荷された時と同じような状態となる。また創の引き寄せ効果も低くなる。

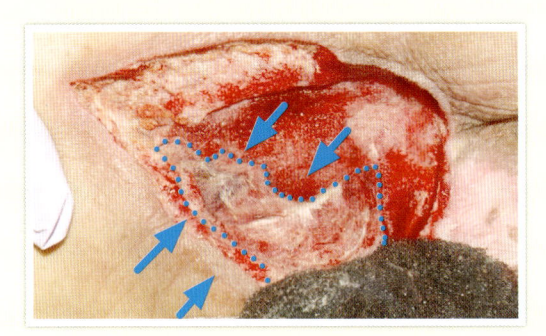

フォームが大きすぎる例
大きなフォームを充填後48時間の状態。点線の内側には、ぶつぶつした肉芽形成が認められない。大きく詰め込まれたフォームが陰圧によって収縮し、この部位にしわが生じた。つまり、創底の肉芽組織同士が密着し（矢印の方向）、褥瘡にズレが負荷された時と同じような状態となったと考えられる。この部位には、肉芽形成促進効果が認められない。

4 開口部が狭いポケットでは、切開してから本システムを施行する

　開口部が狭いとポケット内部の洗浄や外用剤投与を施行しがたい。ポケットの奥に壊死組織が残存していることもある。局所麻酔下に切開し、壊死組織がないことを確認してから、本システムの使用を開始する。

文献

1) 日本褥瘡学会編：科学的根拠に基づく褥瘡局所治療ガイドライン．照林社，東京，2005

Ⅱ 慢性創傷

2. 下肢潰瘍

埼玉医科大学形成外科　佐藤智也、市岡　滋

静脈うっ滞性潰瘍

疾患の特徴

- 慢性静脈不全による皮膚潰瘍を静脈うっ滞性潰瘍という。下腿遠位1/3や足背に好発する
- 下肢の静脈は深部静脈系と表在静脈系（大伏在静脈、小伏在静脈およびその枝）、両者を繋ぐ交通枝がある。これら静脈の弁に機能不全を生じると静脈のうっ滞が起こる
- 初期には浮腫、毛細血管拡張、静脈瘤で始まり、進行すると湿疹、色素沈着を生じる。さらに進行すると潰瘍に至る
- 潰瘍は湿潤性で浅く、通常筋膜を越えることはない
- 潰瘍の治療だけでなく、慢性静脈不全に対する治療や再発予防も重要である

1 適応

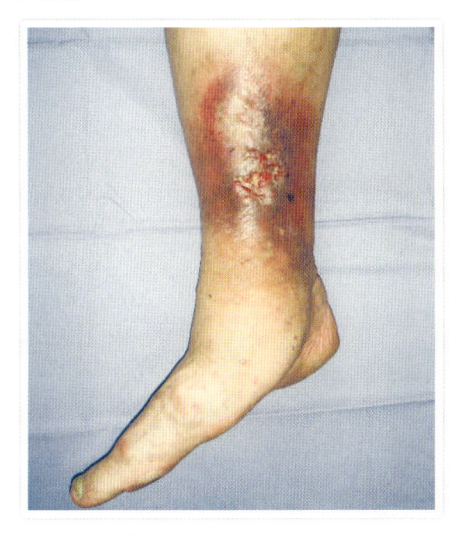

肉眼的所見から静脈うっ滞性潰瘍が疑われたら、治療を開始する前にまず静脈エコーで静脈不全を評価する。慢性静脈不全が認められ、活動性の潰瘍（CEAP分類C6）を伴う症例が適応である。深部静脈血栓の有無を評価することが重要である。

下腿遠位1/3内側の浅い潰瘍
周囲に色素沈着を伴う。

2 禁忌

1. 感染がコントロールされていない症例
   V.A.C.ATS®治療システムの使用は禁忌である。必要に応じ抗生剤の全身投与や抗菌作用のある外用剤を使用し、感染が沈静化してから開始する。

2. 悪性腫瘍に伴う潰瘍
   静脈うっ滞性潰瘍はしばしば悪性腫瘍、膠原病、血管炎、非結核性抗酸菌症などによる潰瘍との鑑別が難しい場合があり、疑わしい場合は生検や培養を行う。

3 装着のポイント

ポイント❶

フォームの固着による出血が懸念される場合は非固着性の被覆材料をフォームと潰瘍の間に介在させる

非固着性の被覆材料：
アダプティック™カーゼ・ドレッシング、ウルゴチュール®パッド、エスアイエイド®、トレックス®、メピレックス™トランスファー、アスキナシル®ネットなど。

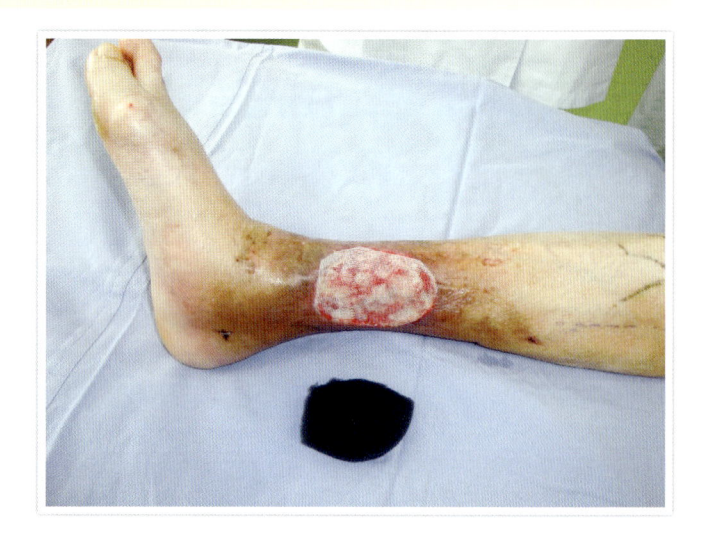

ポイント❷

フォームは潰瘍の外にはみ出さない大きさに切る

ポリウレタンフォームが潰瘍周囲の皮膚に当たっていると、その部分が浸軟し、びらん・潰瘍になりやすい。

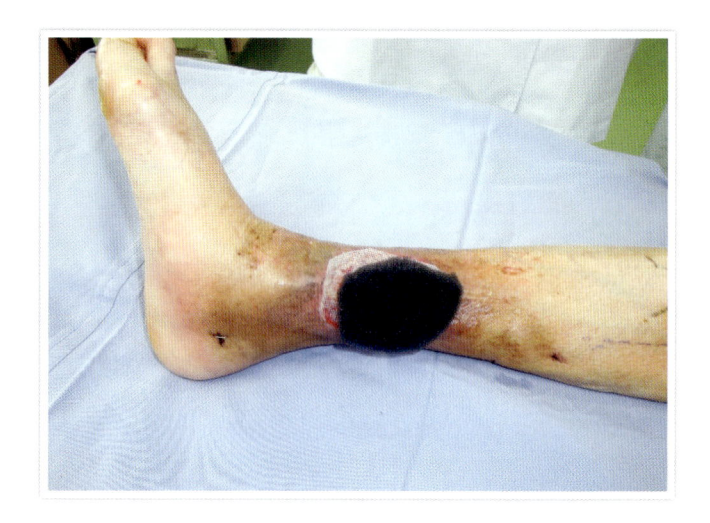

ポイント❸

必要に応じ、周囲の皮膚はハイドロコロイド材等で保護する

周囲の皮膚が萎縮し、皮膚炎を生じていることが多い。ドレープを剥がす際の刺激により、出血（▼）や表皮剥離（➡）を生じやすい。必要に応じ、周囲の皮膚をハイドロコロイド材等で保護する。

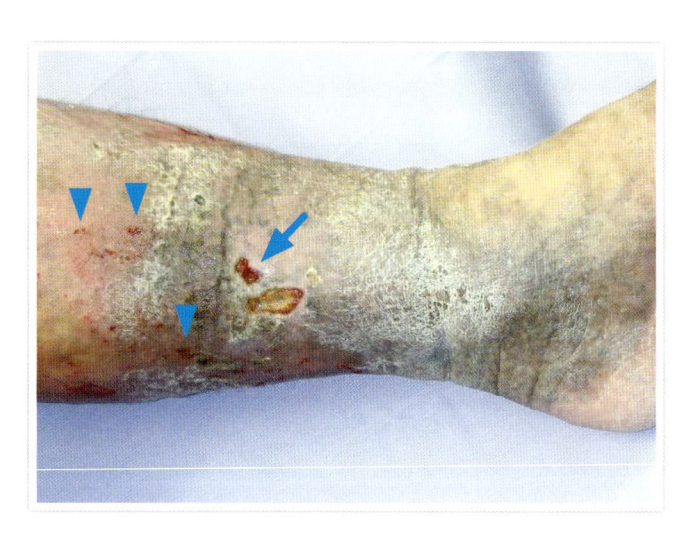

4 症例

> **症例** 75歳女性、深部静脈不全
> 35年前より慢性関節リウマチ、4年前より右下腿遠位1/3内側に色素沈着、湿疹を生じるようになり、3年6カ月前より潰瘍となった。他院で深部静脈不全と診断され圧迫療法にて治療されていたが、潰瘍の再発を繰り返し難治となったため受診した。全身麻酔下に潰瘍のデブリードマンを施行し、V.A.C.ATS®治療システムによる治療を3週間施行した。良好な肉芽形成が得られ、左鼡径部より全層植皮術を施行し閉鎖した。

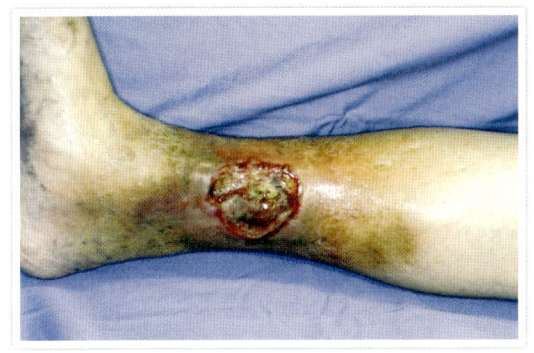

(a) 術前
右下腿内側に5×4cmの浅い潰瘍。周囲に色素沈着を伴う。

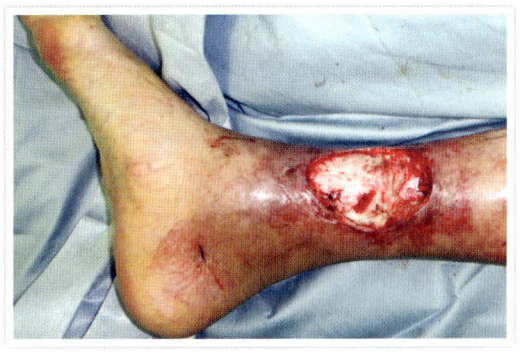

(b) デブリードマン後の状態

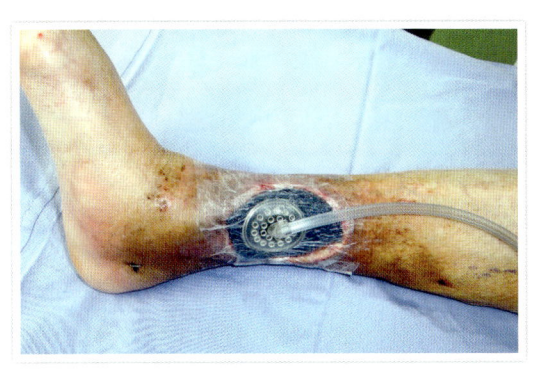

(c) 本システムによる治療開始
止血を確認してから行った。

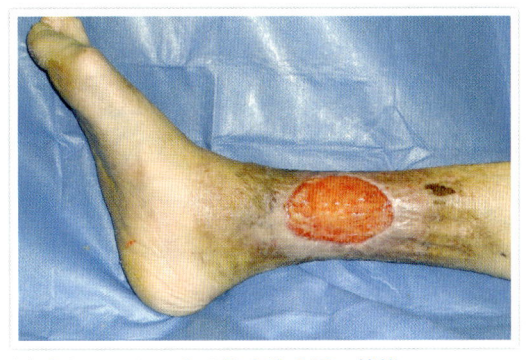

(d) 本システムによる治療後3週の状態
良好な肉芽形成が得られた。

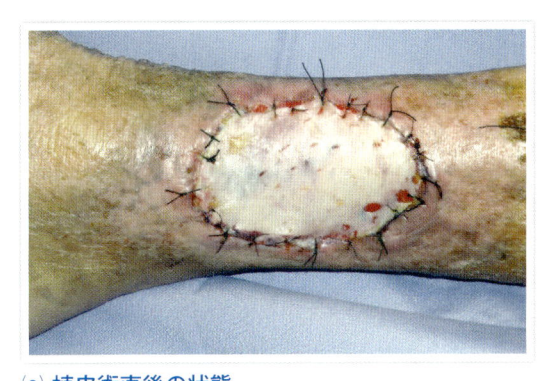

(e) 植皮術直後の状態
本システムによる治療後3週で、左鼡径部より全層植皮術を施行した。

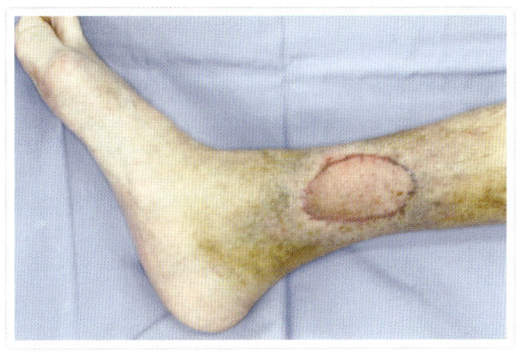

(f) 植皮後1カ月の状態

ワンポイントアドバイス

1 静脈瘤の根治的な治療を第1に行っておく

　静脈エコーにて表在静脈不全を認めた場合は、ストリッピング手術、高位結紮術、フォーム硬化療法など静脈瘤に対する治療を行う。

2 潰瘍の表面に露出した静脈瘤や穿通枝が破綻すると大量出血につながる

　静脈エコーの際に潰瘍に透明フィルムを貼り、潰瘍の直下を走行している血管がないか確認しておく。

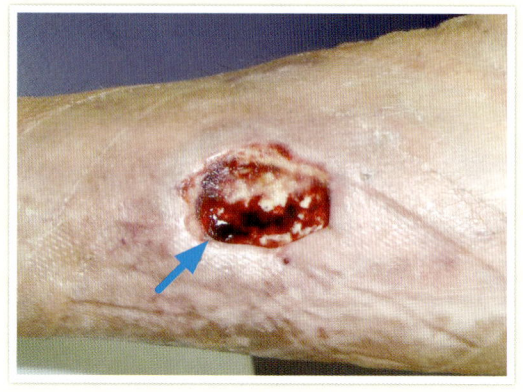

血管（➡）が露出している創面
このような創面には使用を避ける。

3 静脈うっ滞性潰瘍は再発率が高いため、後療法が重要である。弾性ストッキングや弾性包帯で圧迫療法を行う

　弾性ストッキングを使用する場合は、class 2（圧迫圧30～40mmHg）またはclass 3（圧迫圧40mmHg以上）のものを選ぶ。
　ただし、末梢動脈疾患を合併しankle-brachial index（ABI）0.7未満の場合は、虚血性潰瘍のリスクがあるため圧迫療法を避ける。

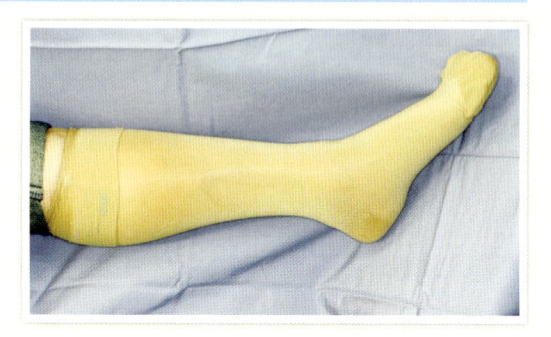

虚血性潰瘍・壊疽

疾患の特徴

- 末梢動脈疾患（peripheral arterial disease：PAD）による潰瘍・壊疽である
- 下肢動脈の狭窄、閉塞による虚血性の潰瘍を生じる
- 好発部位は足趾、足背、足底、下腿である
- 境界明瞭で深く、筋膜や筋肉に及ぶことが多い
- 動脈エコー、CTアンギオグラフィー、MRアンギオグラフィー、動脈造影等で閉塞部位を評価する
- 治癒に必要な微小循環血流が不十分な場合は、血管内治療や外科的バイパス術を優先させる

1 適応

　組織欠損があり、治癒に必要な微小循環血流が保たれている症例が適応となる。治療開始前に壊死組織のデブリードマン、感染のコントロールが行われていることが必要である。デブリードマン後は止血されていることを確認してから開始する。

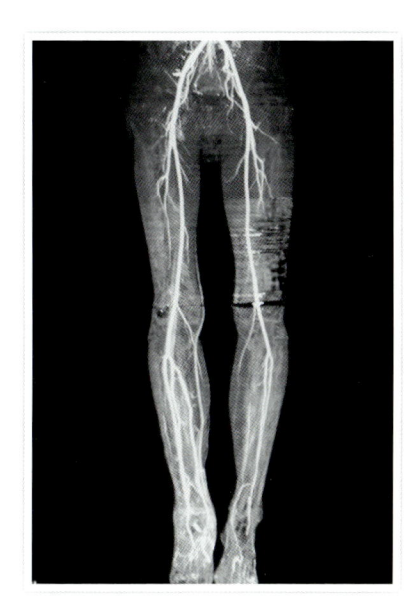

CTアンギオグラフィー
治療開始前に中大血管の評価を行い、適応があれば血管内治療や外科的バイパス術を優先させる。

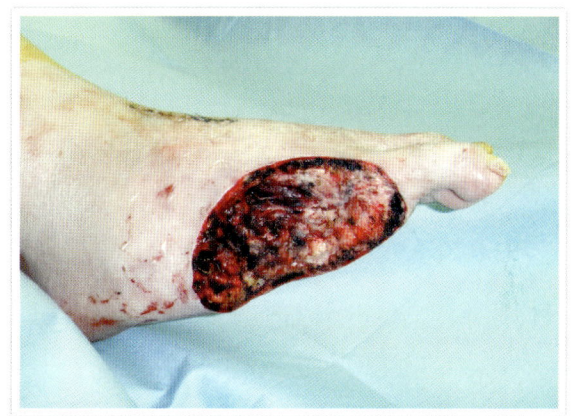

デブリードマン終了後
止血を確認してから治療を開始する。

2 禁忌

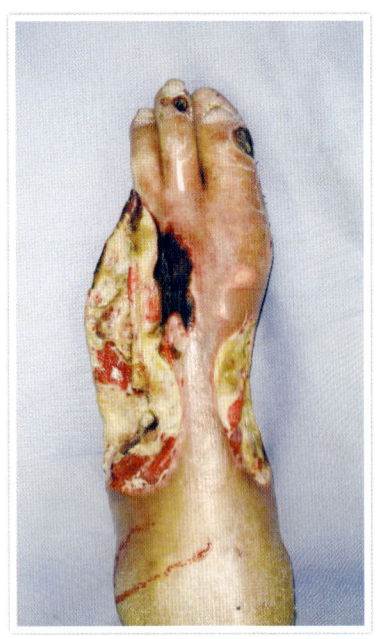

1. 創部の微小循環血流が不十分な創傷
　　微小循環血流が不十分な場合は十分な効果が期待できないため、まず血管内治療や外科的バイパス術などの血行再建を行う。
2. 壊死組織が残っている創傷
　　表面に壊死組織が残っているときはデブリードマンを行う。

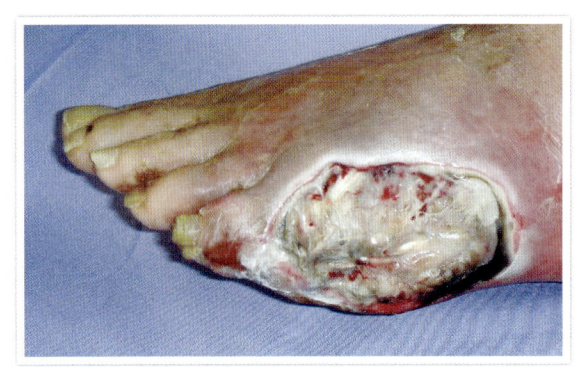

微小循環血流が不十分な場合

壊死組織が残っている場合
まずデブリードマンを行う。

3 装着のポイント

ポイント❶

疼痛が強い場合は、鎮痛薬を併用するとともに、疼痛を誘発しない圧を設定する

動脈性潰瘍は疼痛が強いことが多い。陰圧閉鎖療法の刺激により疼痛が増悪して継続が困難となることがある。疼痛が強い場合は鎮痛薬を併用するとともに、陰圧を下げ、−125〜50mmHg（疼痛を誘発しない圧）で調整し治療する。

それでもコントロール不良の場合は、治療の中断を考慮する。

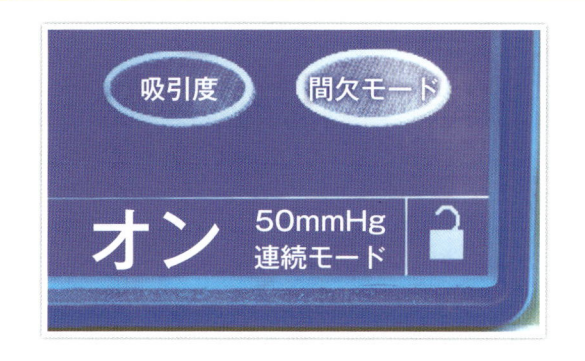

ポイント❷

T.R.A.C.™接続パッドの使い方：潰瘍がT.R.A.C.™接続パッドより小さい場合はブリッジング法を使用する

T.R.A.C.™接続パッドが荷重部にかからないように注意する。

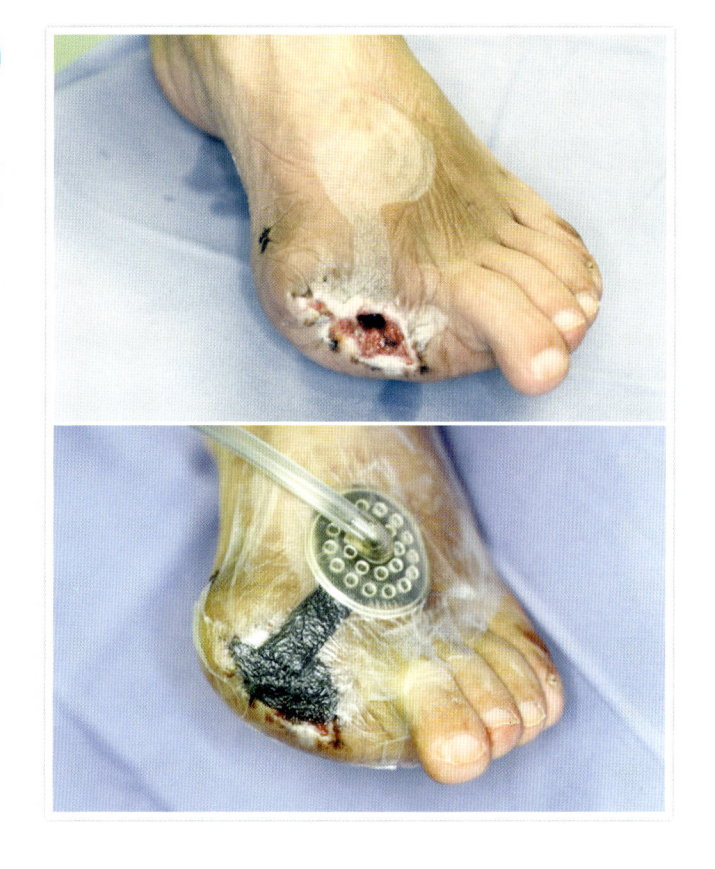

4 症例

症例1

52歳、男性、末梢血管障害

糖尿病性腎症で5年前より維持透析されている。初診3カ月前より左第Ⅰ〜Ⅳ趾に黒色壊死を伴う潰瘍を生じた。血管エコーで下腿三分枝分岐部での完全閉塞と評価された。膝窩動脈－後脛骨動脈バイパス術を施行した。バイパス術後の潰瘍周囲の経皮酸素分圧は48mmHgであった。中足骨近位で足切断を行い、V.A.C.ATS®治療システムによる治療を開始した。

4週間治療を継続し肉芽形成は良好であったが中足骨頚部の骨露出が残った。左大腿から前外側大腿皮弁を採取し、欠損に移植した。移植床血管は後脛骨動脈と伴走静脈を使用した。

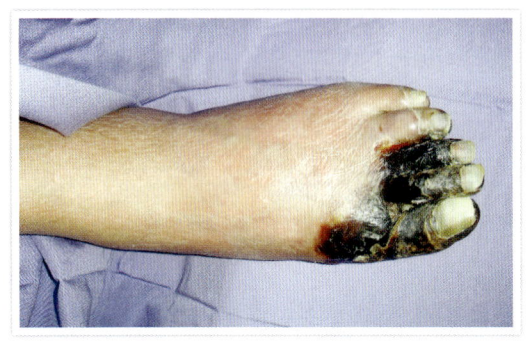

(a) 術前の状態
膝窩動脈－後脛骨動脈バイパス術を施行した。中足骨近位で足切断を行い、本システムによる治療を開始した。

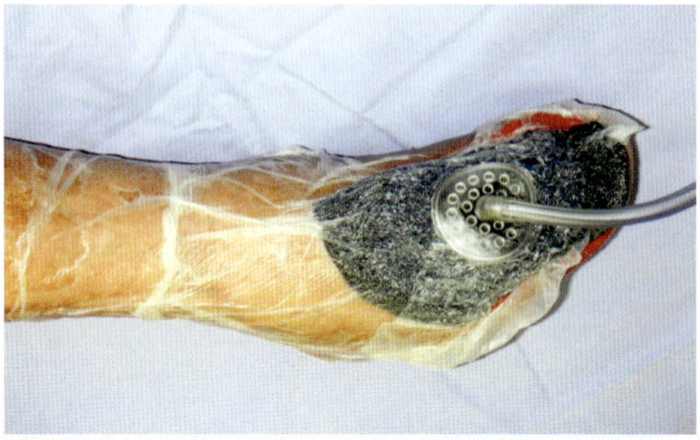

(b) 本システムによる治療開始

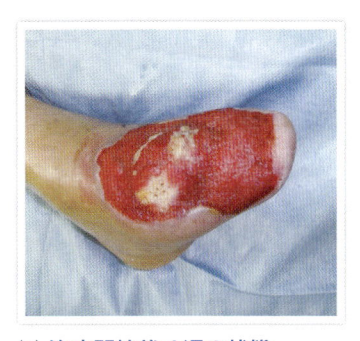

(c) 治療開始後4週の状態
肉芽形成は良好であるが、中足骨頚部が露出している。

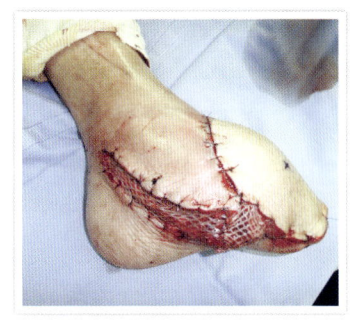

(d) 植皮術の施行
左大腿部から前外側大腿皮弁を採取し、欠損に遊離皮弁として移植した。

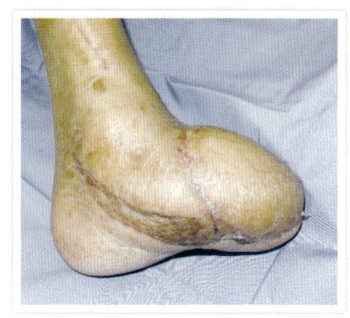

(e) 術後3カ月の状態

V.A.C.ATS®治療システム 第2章 いろいろな創傷への応用

症例2　77歳、女性、末梢血管障害
初診1カ月前より右第I～IV趾の潰瘍が出現した。膝窩動脈の完全閉塞と診断され、血管外科にて大腿動脈−後脛骨動脈バイパス術、右第I～IV趾切断術を施行された。
中足骨開放切断術を施行し、止血を確認したのちV.A.C.ATS®治療システムによる治療を開始した。3週後、良好な肉芽形成が認められ骨断端は被覆された。右鼠径部からの全層植皮術により閉鎖した。

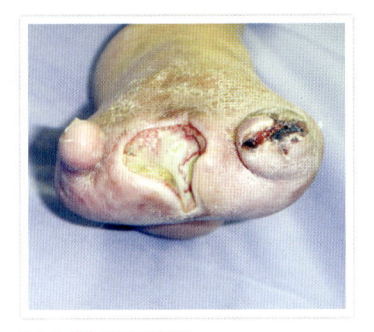

(a) 初診時の状態
断端に壊死組織が残存している。

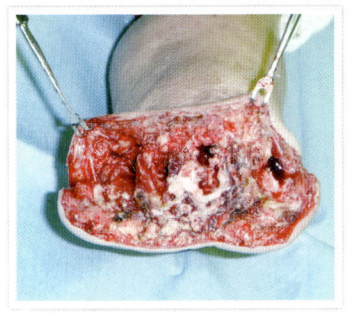

(b) 中足骨開放切断術の施行

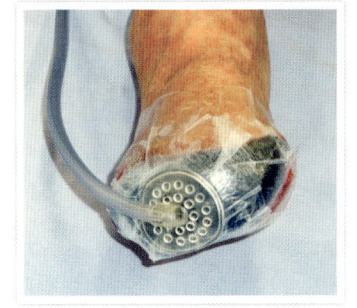

(c) 本システムによる治療の開始

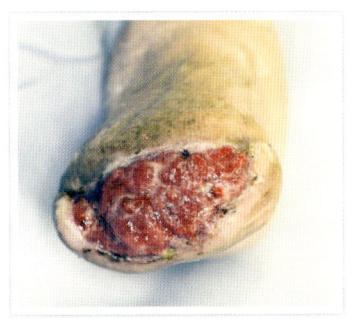

(d) 治療開始後3週の状態
良好な肉芽形成が認められ、骨断端の露出はなかった。

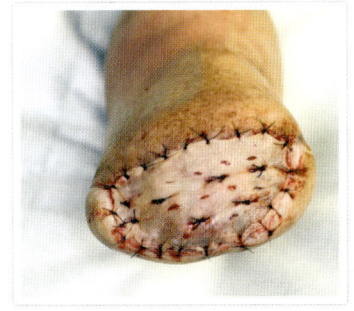

(e) 植皮術の施行
右鼠径部からの全層植皮術を施行した。

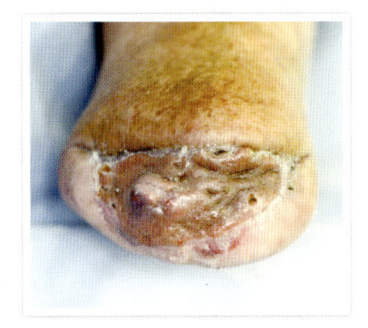

(f) 術後1カ月の状態

ワンポイントアドバイス

血流を評価することが先決

　潰瘍付近まで十分な微小循環血流があるか否かはドップラー血流計やancle-brachial index（ABI）で大循環の血流を評価し、可能であれば皮膚灌流圧（skin perfusion pressure：SPP）や経皮酸素分圧（transcutaneous oxygen pressure：TcPO$_2$）で微小循環動態を計測しておくことが望ましい。断端の壊死が進行する場合は微小循環血流が不十分と判断し、十分な血流のある部位まで追加でデブリードマンを行うか、感染制御を主眼とした保存的療法に切り替えるか判断する。

糖尿病性潰瘍

疾患の特徴

- 糖尿病性潰瘍の三大要因は末梢動脈疾患、神経障害、感染である。末梢動脈疾患については前項で述べたので、ここでは神経障害、感染による潰瘍について述べる
- 運動神経障害により筋肉のバランスが崩れ、hammer toe、小趾内反などの変形が起こる
- 自律神経障害により動静脈シャントが機能不全となり、浮腫の増加や皮膚の血流障害が起こる。また、骨の血流が増加し、骨吸収が進行してCharcot足変形を来たす
- 知覚神経障害により創傷を生じていることを自覚しにくいため、容易に深達性潰瘍となる
- 感染が軟部組織から動脈に至ると、感染性血栓により壊死へと進行する
- 感染は腱や筋膜に沿って上行することが多いため、適切なデブリードマンが必要である

1 適応

神経障害による変形、あるいは感染により組織欠損を生じた症例が適応である。感染による潰瘍の場合、体表から予測される以上に腱や筋膜に沿って感染が上行していることが多い。治療開始前に十分にデブリードマンを行い、感染をコントロールする。

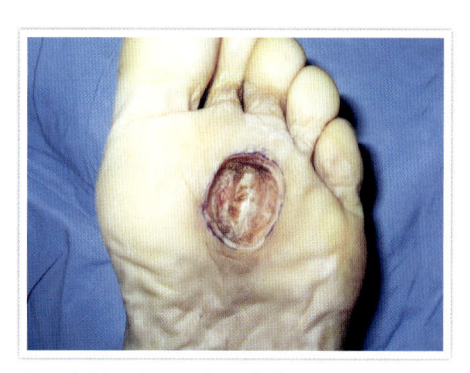

足の変形による足底の潰瘍

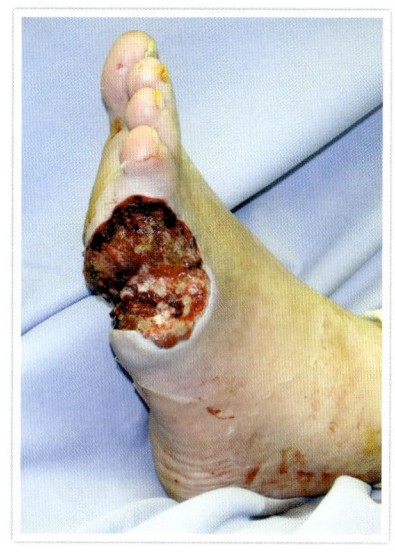

感染後の組織欠損で感染がコントロールされているもの

2 禁忌

1. 感染している症例
    軟部組織の感染や骨髄炎がある場合は効果が期待できないだけでなく、感染を悪化させる恐れがある。
2. 出血のコントロールが不十分
    神経障害による潰瘍では動静脈シャントが開いているため潰瘍から出血を来たしやすい。また抗凝固・抗血小板薬を内服している症例では注意を要する。

3 装着のポイント

ポイント❶

エアリークを予防するためには、まず足趾の周りからドレープを貼付していくとよい

足趾が残存している場合、手技的に足趾の周囲を密閉するのが難しくエアリークの原因となりやすい。このようにしてもエアリークが生じる場合は、ドレープの貼り方を工夫する（p.24参照）。

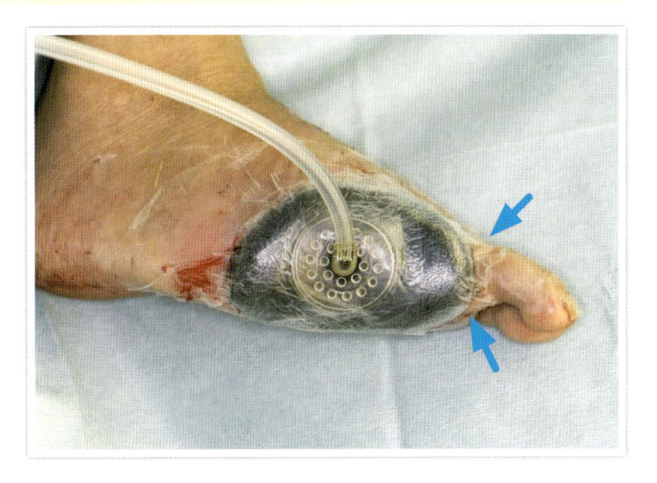

ポイント❷

足底の皮膚が浸軟してしまう場合は、潰瘍周囲の皮膚をハイドロコロイド材などで保護する

足底の潰瘍に施行する場合、滲出液によって足底の皮膚が浸軟しやすい。浸軟してしまう場合は、潰瘍周囲の皮膚をハイドロコロイド材などで保護する。
それでも浸軟が改善しない場合は本システムによる治療を一時中断し、滲出液を吸収しやすい外用剤（ヨード徐放製剤、ポビドンヨード・白糖など）を使用する。

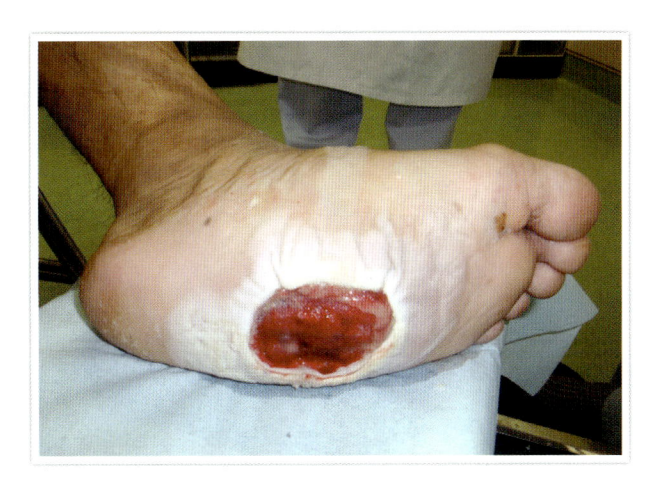

4 症例

症例 54歳、男性、糖尿病性腎症
15年前より糖尿病、1年前より糖尿病性腎症で維持透析されている。初診1カ月前より足底に潰瘍が出現し、その後、発熱を生じたため受診した。Charcot足変形を認め、潰瘍の周囲に膿瘍を認めた。デブリードマン、抗生剤投与を行った。感染が沈静化したことを確認し、V.A.C. ATS®治療システムによる治療を開始した。4週間施行し良好な肉芽形成が見られた。全層植皮術で閉鎖した。

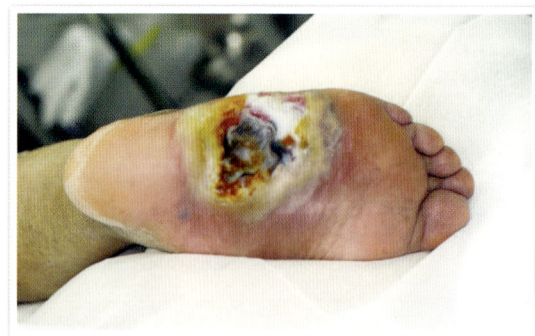

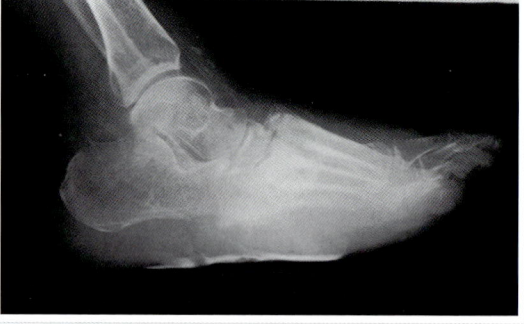

(a) 術前の状態
Charcot足変形があり、足底の潰瘍に二次感染を生じている。立位足部X線写真では、足根骨の破壊によるrocker-bottom変形を認める。

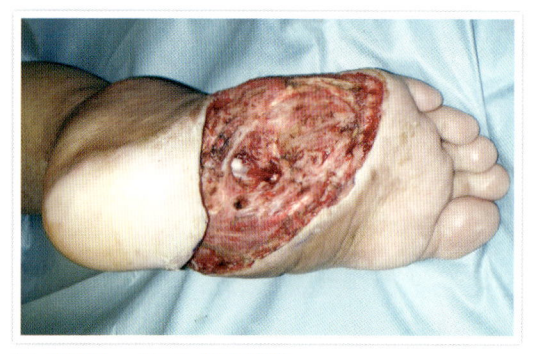

(b) デブリードマン後の状態
感染が制御されたことを確認し本システムによる治療を開始した。

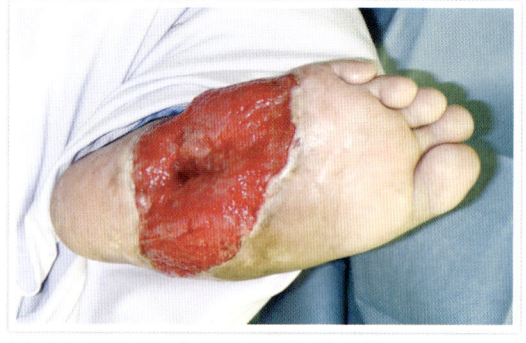

(c) 本システムによる治療開始後4週
良好な肉芽形成が見られる。

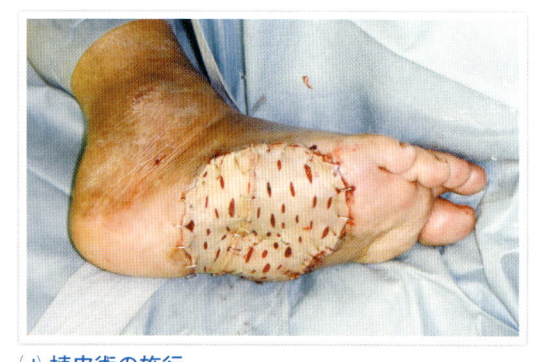

(d) 植皮術の施行
全層植皮術で閉鎖した。

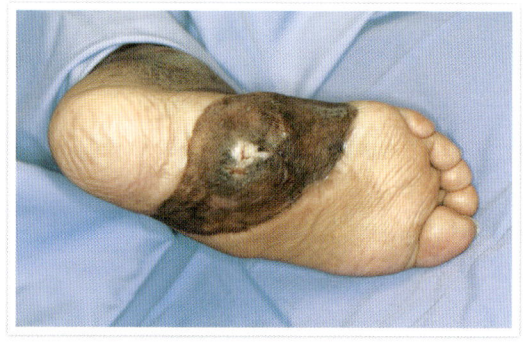

(e) 術後6カ月の状態

ワンポイントアドバイス

出血の危険性がある症例では、定期的にチューブやキャニスターの廃液をチェックする

　糖尿病患者は抗凝固・抗血小板薬を内服していることが多いため、出血に対する配慮が必要である。出血を生じても、グラニューフォームでは創部の状態は判断しにくい。

Ⅲ 特殊な創傷

1. 外科離開創・開放創

帝京大学形成・口腔顎顔面外科学講座　天方將人、平林慎一

疾患の特徴

- 多くは急性創傷であり、速やかな治癒が期待できる
- しばしば感染を伴い、ポケットを形成する
- 臓器や人工物が露出している症例が少なくない

1 適応

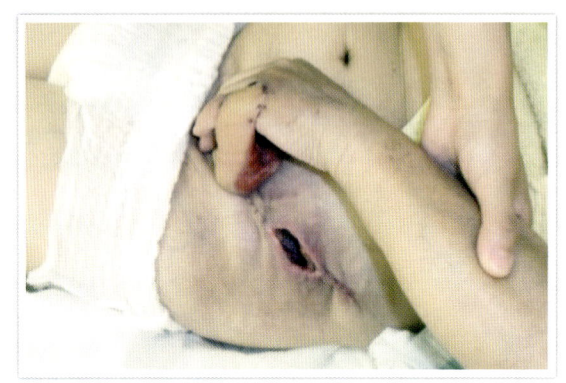

感染による外科離開創
鼠径皮弁採取部の皮下脂肪壊死から感染を併発し、創が離開した。

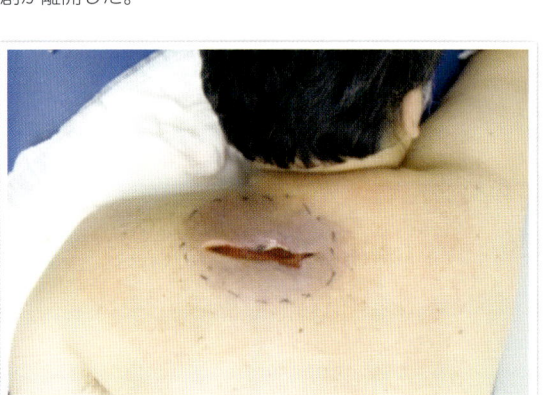

膿瘍切開後の開放創
炎症性粉瘤に対して、切開・排膿を行った。
その結果12×8cmの大きなポケットができた。

- 一次閉鎖すると感染しそうな離開創・開放創
- ポケットの大きな離開創・開放創

　全身感染に対しては抗菌薬を投与する。

　局所は洗浄や壊死組織のデブリードマンを行い、感染のコントロールおよび創内の清浄化を図ったうえでV.A.C.ATS®治療システムによる陰圧閉鎖療法を開始する。

2 禁忌

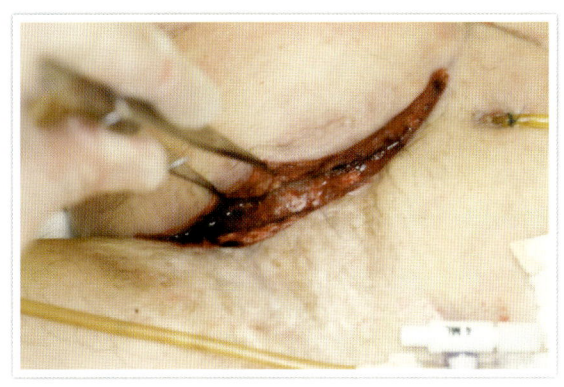

陰茎癌の再発による離開創
陰茎癌切除後に腹直筋皮弁で再建したが、皮弁下に癌の再発を認めた。

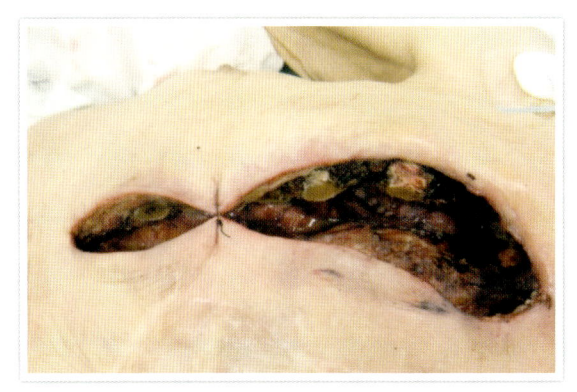

肺が露出した開放創
開胸術後の縦隔炎により右肺が露出している。

- 悪性腫瘍がある創傷
- 臓器と交通している瘻孔および未検査の瘻孔がある創傷
- 陰圧を負荷することによって瘻孔が難治化する可能性のある創傷（髄液瘻や消化管瘻、肺瘻など）

　悪性腫瘍がある創傷や臓器と交通している瘻孔は、V.A.C.ATS®治療システムの適応対象に関する禁忌・禁止事項である。

　悪性腫瘍切除後に離開創が生じた際には、切除縁が不十分であった可能性も念頭に置き、場合によっては肉芽組織の病理検査が必要である。

3 装着のポイント

ポイント❶

皮下にポケットを形成している場合の手順

背部皮下膿瘍に対し、5mmパンチで切開・排膿されている。
皮下に12×8cmのポケットを形成していた。

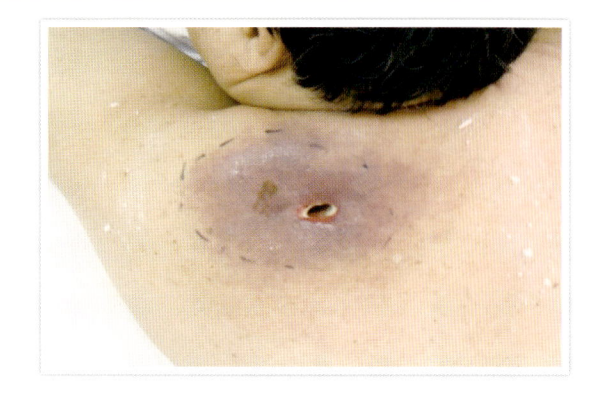

①ポケットを切開する

フォームを挿入できるよう、十分な大きさの切開を作成する。創内を洗浄し、壊死組織をデブリードマンする。

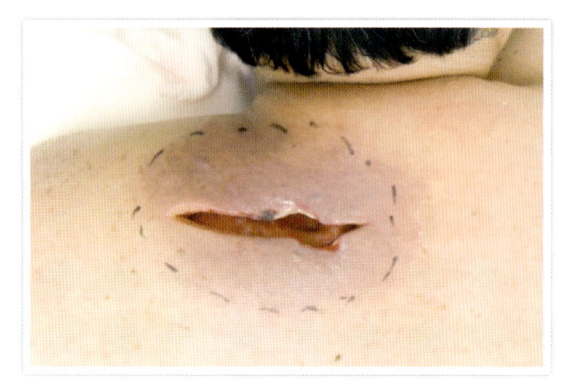

②フォームをカットする

ポケット内を充填する大きさにフォームをカットする。このとき、フォーム辺縁がかさばる場合は、斜めにカットして薄くする。

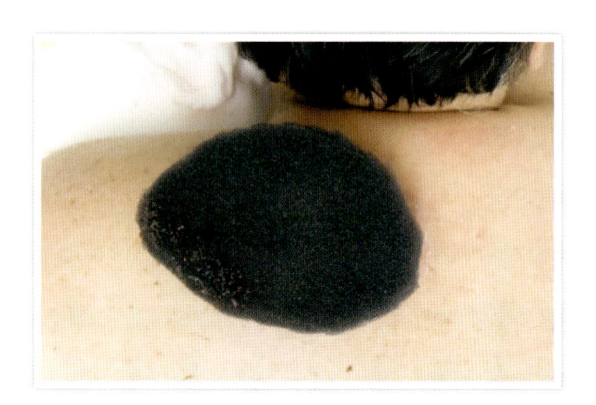

③フォームを挿入する

フォームを充填すると自然に切開口が広がる。このとき、創内にフォームを詰め込みすぎない。

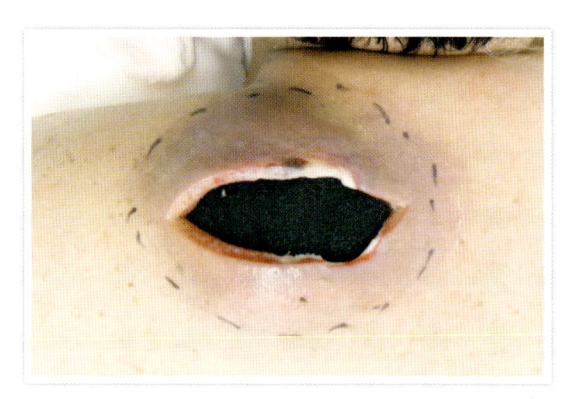

④周囲の健常皮膚を保護する

切開口の幅がT.R.A.C.™接続パッドのサイズ（4cm）より小さい場合、パッドの辺縁が健常皮膚を圧迫して皮膚損傷を生じる恐れがあるためブリッジングを行う。

まず、健常皮膚を保護する目的でドレープや創傷被覆材を貼付する。

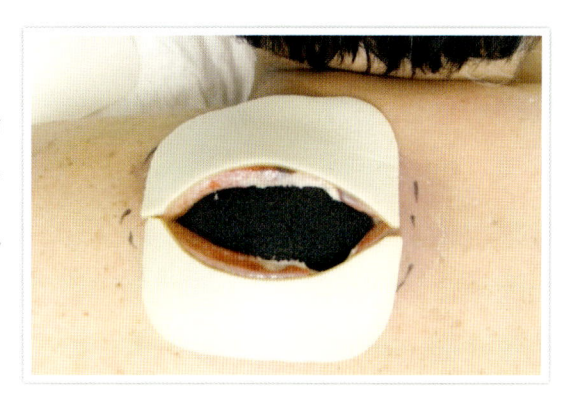

⑤フォームによるブリッジング

ポケット内に挿入したフォームとは別に、パッドより2〜3cm大きめにカットしたフォームを創内に置いたフォームの上に重ねてブリッジングを行う。

フォームは健常皮膚に直接接触しないように注意する。

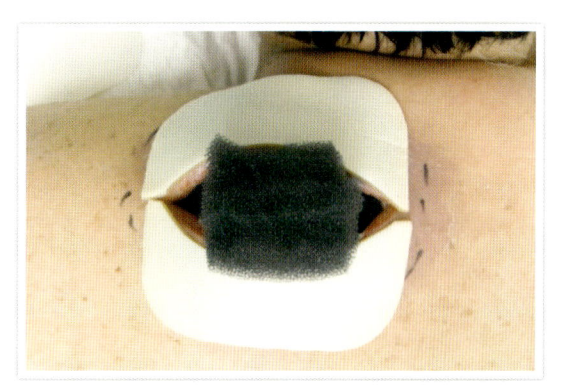

⑥T.R.A.C.™接続パッドの装着

ドレーピングし、連結チューブを装着する。チューブは患者の日常生活に支障を来たさない部位から服の外へ出す（本症例では襟から出した）。

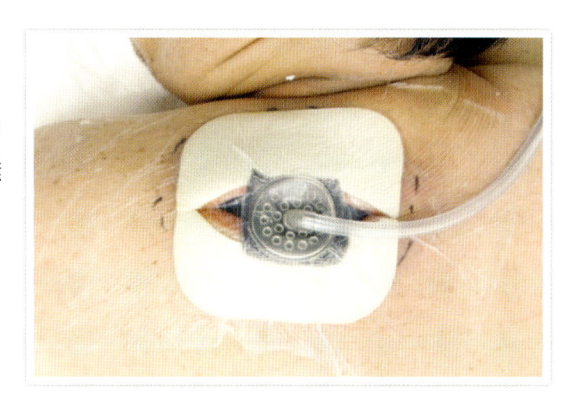

ポイント❷

フォームは徐々に小さくする

ポケットが縮小してきたら、フォームを小さくする。

フォーム交換時に適宜デブリードマンを追加する。

ポケット癒合している部分を物理的に切り離してしまうのを予防するため、洗浄時は指でポケット内を強く擦ったり、セッシ等で頻回にポケットの計測を行ったりしない。

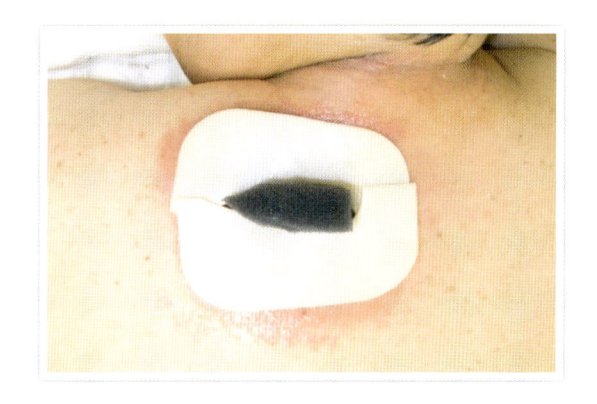

4 症例

症例1
77歳、男性、虚血性心疾患、多発脳梗塞
腹部大動脈瘤術後に感染を併発し、創が離開した。皮下ポケットの形成を認めたため、ポケットを切開しデブリードマンを行った。残糸は抜去した。翌日よりV.A.C. ATS®治療システムによる治療を開始し、終了後は、保存的に創治癒が得られた。

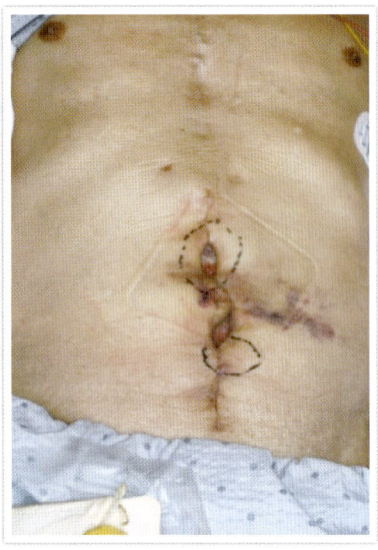

(a) 初診時所見
臍左側に約15cmの創離開を認め、頭尾側に約2cmのポケットを形成していた。創部からはブドウ球菌が検出された。

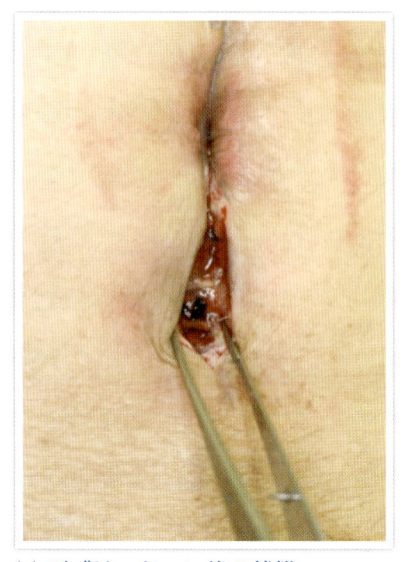

(b) デブリードマン後の状態
不良肉芽をデブリードマンし、腹壁を縫合した糸は抜糸した。

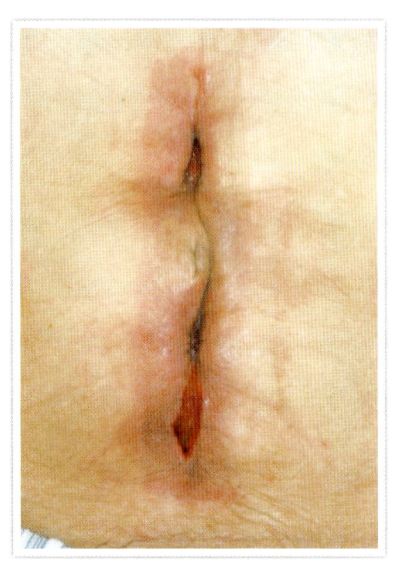

(c) 本システムによる治療開始後21日
創部には良好な肉芽の形成を認める。この後は、外用薬による治療を継続した。

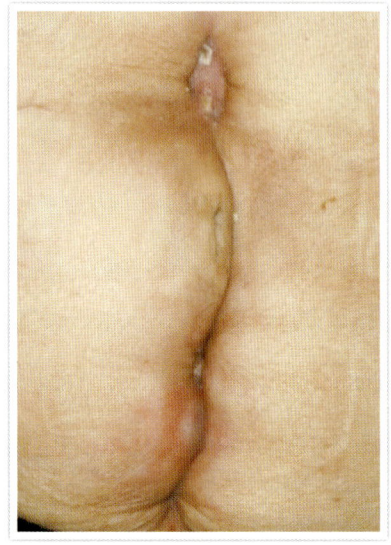

(d) 本システムによる治療終了後1カ月
保存的に創治癒が得られた。

症例2 70歳、女性、狭心症、大動脈弁狭窄、僧帽弁狭窄、三尖弁閉鎖不全、高血圧、心房細動
心臓バイパス術時の大伏右静脈採取部位に感染を併発し、創が離開した。しばらくの間、洗浄、デブリードマン、外用剤療法により創内の洗浄化を図ったうえで、V.A.C. ATS®治療システムによる治療を開始した。順調に肉芽形成、創収縮を認め、グラニューフォームの挿入が困難となったため予定より早く本システムの使用を終了し、以降は外用剤療法に切り換えた。

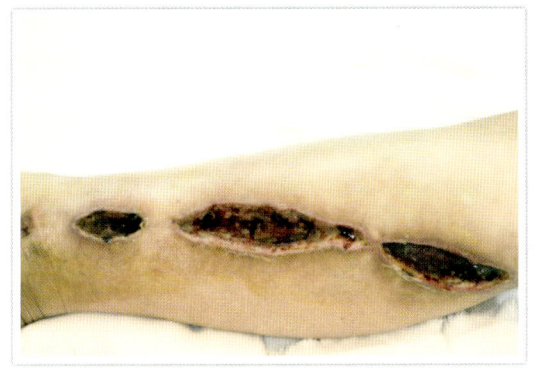

(a) **初診時所見**
右下腿内側の大伏在静脈採取部に創の離開を認め、一部に壊死組織が付着している。明らかな感染徴候はない。本システムによる治療を13日間行った。

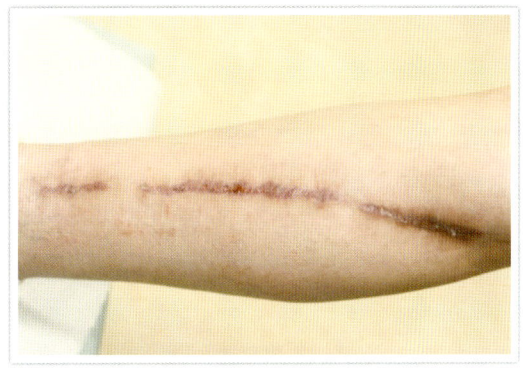

(b) **本システムによる治療終了後6週**
本システムによる治療終了後3週間は、外用剤による局所療法を継続した。特に外科的な処置を行わずに閉創でき、瘢痕の幅も縮小している。

ワンポイントアドバイス

1 皮膚保護目的に貼付した被覆材や滲出液の漏出により接触性皮膚炎を生じたときは、外用剤などを適用する

　病変部位には被覆材の粘着成分が付着せず、周囲の健常皮膚とのみ接着する。また、陰圧を負荷するため、固定性に問題を生じることは少ない。他に粘着性のない被覆材(ハイドロサイト®やビューゲル®など)に変更する方法もある。

　時に真菌感染を合併している場合がある。ステロイド外用で症状が改善しない、あるいは悪化するようであれば、真菌の直接鏡検を行う。

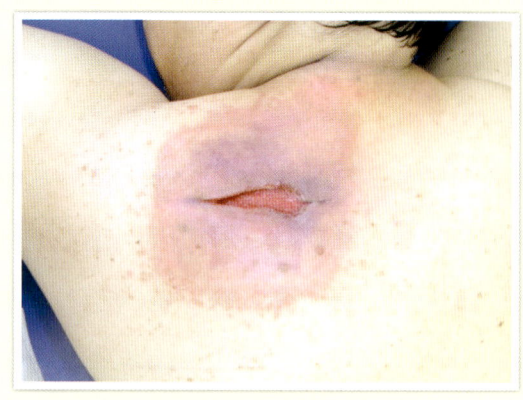

被覆材による皮膚炎

2 腹膜欠損創に局所陰圧閉鎖療法を用いる場合は、消化管穿孔などに注意する

　本症例は開腹術後の離開創であるが、腹膜は欠損しており腸管上に肉芽が形成されていた。初期には肉芽表面から腸管の蠕動運動が観察された。

　このような創は時に、肉芽が浮腫状を呈し、膿性の滲出液を多量に認める場合がある。

　以前このような症例に対し、われわれはwound bed preparation目的に壁吸引器による局所陰圧閉鎖療法を行い、消化管穿孔を来たした症例を経験した。直接の因果関係は不明だが、チューブによる腸管の圧迫や陰圧による虚血の可能性も否定できない。

　このような症例にV.A.C.ATS®治療システムによる治療を行う際には、慎重に対応する必要がある。

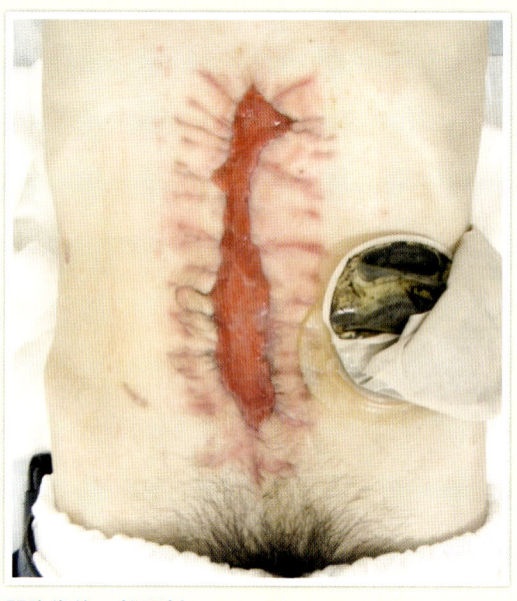

開腹術後の離開創
腸管上に不良肉芽が形成されている。

Ⅲ 特殊な創傷

2. 胸部難治性潰瘍

日本医科大学形成外科　小川 令／米国ハーバード大学ブリガムウィメンズ病院形成外科　Lauren R. Bayer, Dennis P. Orgill

疾患の特徴

- 開心術後の胸骨離開の合併率は1〜5％とされる
- 局所陰圧閉鎖療法の普及に伴い、皮弁を使わずに創治癒に至る症例が増えつつある
- 形成外科の手を借りずにV.A.C.ATS®治療システムを使用して治療する心臓外科医が増えつつある

1 適応

異物・壊死組織や感染巣が除去されていて心臓や大血管が露出していない創が適応となる。

2 禁忌

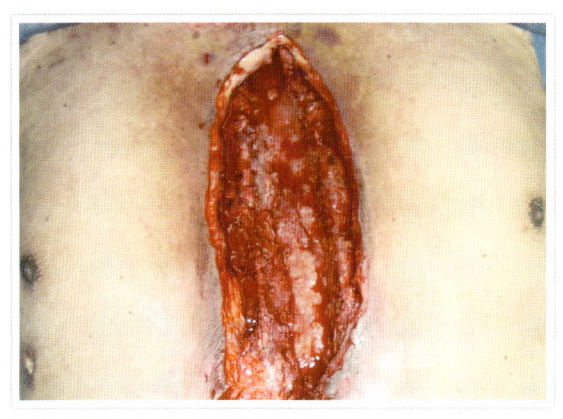

心臓が露出する深い胸骨離開創

- 心囊が露出している症例
- 胸骨のデブリードマンが不完全な症例
- 人工血管の露出している症例
- 縦隔洞炎

心臓が露出するような深い創の場合、右心室破裂のリスクがある。このような場合は、一期的に皮弁による再建を選択するか、もしくは人工真皮など保護の役目を果たす貼布剤で胸骨断端を被覆し、ある程度の肉芽増生を待ってから使用する。

3 装着のポイント

ポイント❶

肉芽がある程度増生した時点で、V.A.C.ATS®治療システムを用いるようにする

圧に関しては、右心室自由壁の運動を阻害しないことを確認する必要がある。目安として、下記の方法も推奨されている。
小児では
50mmHgから開始し、徐々に圧を上げ、75mmHgで止める
成人では
75mmHgから開始し、125mmHgで止める

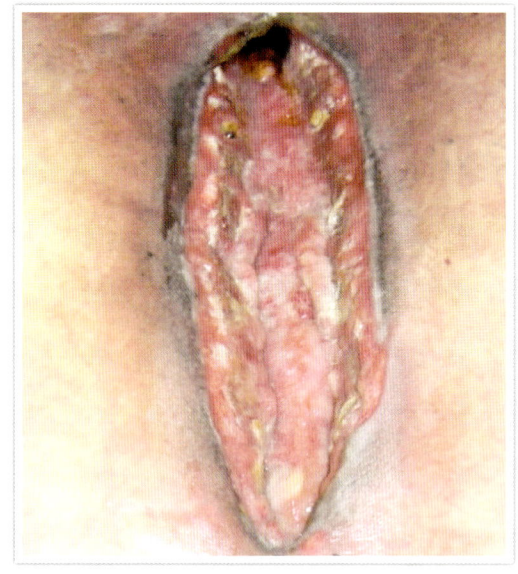

肉芽で胸骨断端がある程度被覆された胸骨離開創
通常、肉芽が増生すると上面が下面より大きい台形の創となる。この形に合わせてフォームを作成する。

ポイント❷

胸骨離開部が細く、胸骨が浮動せずに固定されている場合、細い空隙にホワイトフォームを挿入し、その上にグラニューフォームを置く

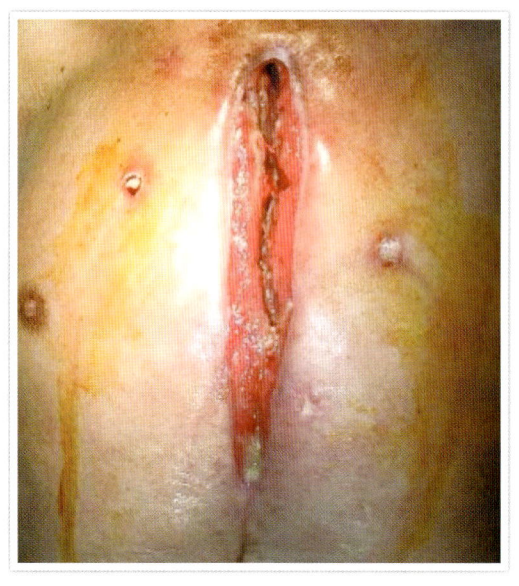

胸骨の離開が軽度の創

4 症例

症例1 75歳、男性、虚血性心疾患

左内胸動脈を使用した冠動脈大動脈バイパスグラフト術（CABG）を施行されたが、皮膚表面の蜂巣織炎を生じた。抗生剤では軽快しなかったため創部を切開したところ、離開した胸骨の中央に続く感染創を認めたため、デブリードマンおよび洗浄を行った。V.A.C.ATS® 治療システムを5日間使用し、浮腫の改善および肉芽の増殖が確認されたため、デブリードマンおよび洗浄の後、単純縫縮による創閉鎖を行った。創閉鎖後6カ月で再発を認めない。

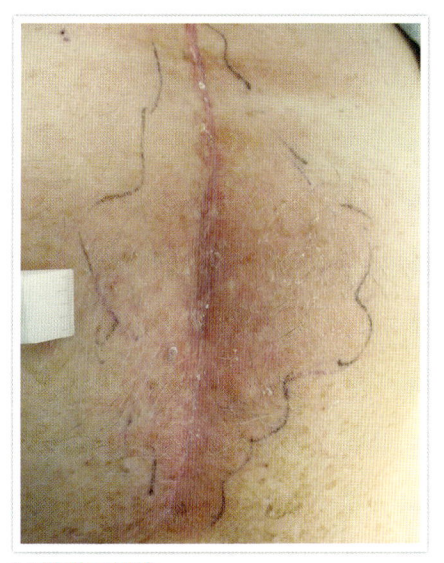

(a) 術前の状態
CABG後の蜂巣織炎。

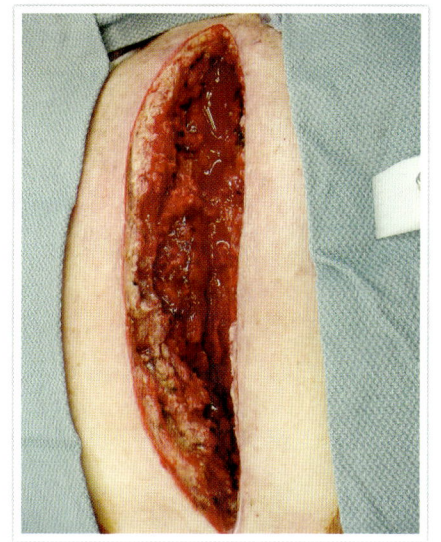

(b) デブリードマン直後の状態

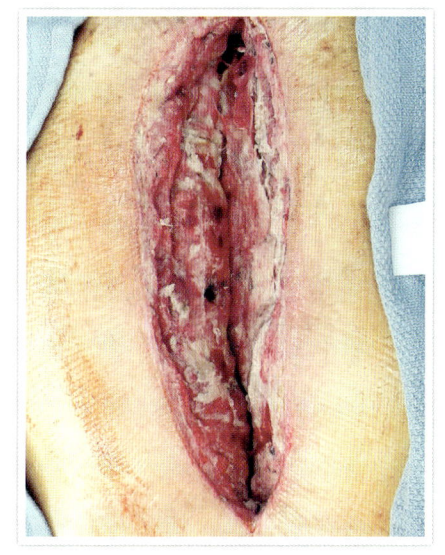

(c) 本システムによる治療開始後5日

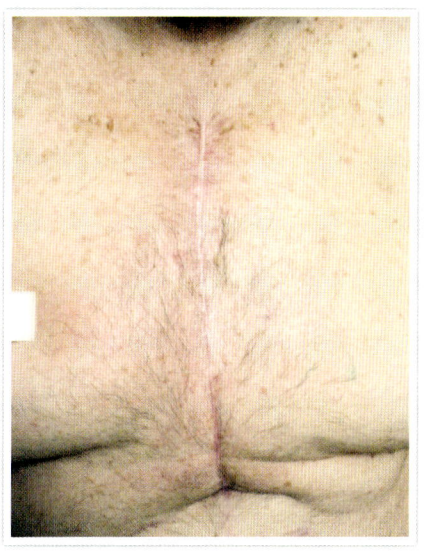

(d) 創閉鎖後6カ月

症例2 81歳、男性、虚血性心疾患

ベッドサイドにてデブリードマンおよび洗浄を繰り返したが、排膿が軽快しないため、手術室にてデブリードマンを行い、V.A.C.ATS®治療システムを使用した後に大網弁による創閉鎖を計画した。本システムによる治療開始後4日、浮腫および創面の血流が改善したため、大網弁移植を行った。皮下を剥離し、過剰な張力がかからないことを確認したのちに創閉鎖した。術後3年を経過するが創部の再発を認めない。

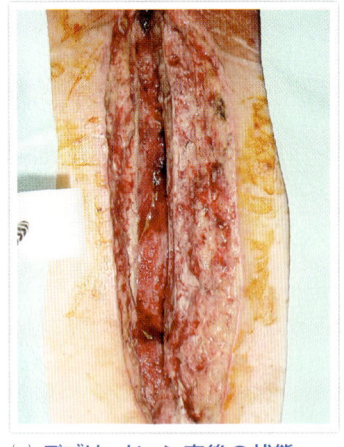

(a) デブリードマン直後の状態
CABG後の慢性潰瘍。

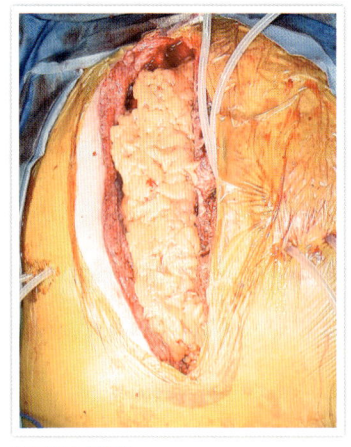

(b) 術中所見
大網弁を移植している。

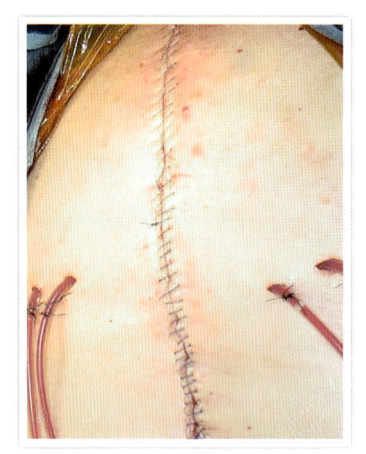

(c) 創閉鎖

ワンポイントアドバイス

1 胸部難治性潰瘍に対するV.A.C.ATS®治療システム使用による合併症として、バイパスグラフト部位からの出血および心破裂が挙げられる

右心室破裂の多くは、胸骨内板と、保護されていない右心室の癒着が原因とされるため、術後しばらくは胸骨断端の下に人工真皮や無細胞真皮、またアルギン酸塩創傷被覆材など保護の役目を果たす貼布剤を敷いてから、本システムを用いる。

2 明らかに不活性組織が残存しないことを確認してから、本システムの使用を開始する

感染は、十分なデブリードマンと洗浄によってコントロールすべきであり、明らかな不活性組織が残存しないことを確認してから、開始する。

3 胸骨断端を、フォームで被覆する

胸骨断端が心臓や大血管に接触しないようにフォームで被覆して保護する。

第3章

合併症と対策

1. V.A.C.ATS® 治療システム使用時の合併症と対策
2. 感染創に対する陰圧閉鎖法の工夫

1. V.A.C.ATS® 治療システム使用時の合併症と対策

岩手医科大学形成外科　本多孝之、小林誠一郎

　V.A.C.ATS® 治療システムのわが国での治験における主な合併症は、疼痛、湿疹・皮膚炎、発熱・発赤などであった（表1）。一方、海外では、重篤な合併症として感染、アレルギー反応、出血による死亡例などが（表2-a）、軽微な合併症として皮膚炎、皮膚浸軟、フォームの置き忘れ、感染、瘻孔の形成などの報告がある（表2-b）。これらの合併症のうち、主なものについて対策とともに提示する。

表1　わが国の治験で発生した不具合・有害事象報告

事　象	因果関係（件数） なし	因果関係（件数） あり・不明	計
心臓障害	2		2
疼痛		8	8
医療機器による疼痛		1	1
処置による疼痛		7	7
医療機器部位反応		1	1
発熱		1	1
ブドウ球菌性毒素ショック症候群		1	1
医療機器不具合		1	1
尿蛋白		1	1
脳出血	1		1
皮膚炎		2	2
接触性皮膚炎		1	1
湿疹		2	2
搔痒症		4	4
発赤		1	1
計	3	31	34

KCI社の資料による

発現した全有害事象は34件で、そのうち重篤なものは3件であった。1件（ブドウ球菌性毒素ショック症候群）は因果関係不明、他の2件（心筋梗塞、高血圧性脳内出血）は本システムとの因果関係が否定された。

表2　海外の不具合・有害事象報告
(b) その他の不具合・有害事象

事　象	発現率
皮膚炎	0.001%
浸軟	0.001%
フォームの置き忘れ	0.001%
不適切な治療、感染	各<0.001%
瘻孔の形成	<0.001%
皮膚損傷	<0.001%
腫脹、疼痛、植皮の失敗、出血	各<0.001%
誤使用、血腫、臓器露出（適応外使用）、治癒の遅滞不快感、創傷の変色、損傷、挫傷悪化、表皮剝離	各<0.001%
合　計	0.006%

（2002年～2008年11月）　KCI社の資料による

表2　海外の不具合・有害事象報告
(a) 重篤な不具合・有害事象

重篤度	事　象	事象の概要	発現率
死亡	出血	大血管や臓器上へ、保護層なしでの適用、手術後の使用、監視体制の不足などによる、創傷部又は近傍血管からの出血による死亡	<0.001%
重篤（死亡以外）	アレルギー反応	発赤、湿疹等	<0.001%
重篤（死亡以外）	出血	大血管や臓器上へ、保護層なしでの適用、手術後の使用、監視体制の不足などによる、創傷部又は近傍血管からの出血	<0.001%
重篤（死亡以外）	治療の失敗	フォームの取り残し等使用方法の不遵守による治療の遅延など	<0.001%
重篤（死亡以外）	浸軟	使用方法の不遵守（壁吸引とともにV.A.C.ドレッシングが使用された。）	<0.001%
重篤（死亡以外）	組織障害／骨折	患者の転倒や、機器の落下等に関連した損傷	<0.001%
重篤（死亡以外）	予期せぬ医学／外科的介入	創傷へのフォーム固着、フォームの取り残し、トンネルなどへ残留した際に、外科的処置で除去した事に起因する損傷など	<0.001%
重篤（死亡以外）	創傷に関連する感染	フォームの取り残しや推奨時間より長時間の適用など	<0.001%
合　計			0.003%

（2002年～2008年11月）　KCI社の資料による

1 出血

創部からの出血は本システムが持続的に血液を吸引してしまい、時に致死的となる。海外での出血による死亡例はほとんどが心臓や大血管上へのフォームの直接貼付などによる誤使用である。このような使用方法は禁忌である。

対策

- 拍動性の出血や大量の出血が見られた場合にはただちに使用を中止し、止血処置を行う。特に本システムの装着直後はチューブおよびキャニスターの観察を頻回に行い、持続的な出血のないことを十分に確認する。
- ドレッシングを交換する際には新生した肉芽をフォームから剥がす際に少量の出血をみるが、これは圧迫などによりすぐに止血できることが多い(右図)。
- 抗凝固療法や抗血小板療法を行っている患者の場合は、特に頻回の出血監視を行う。PT-INR値は1.5〜2.5程度にコントロールする。

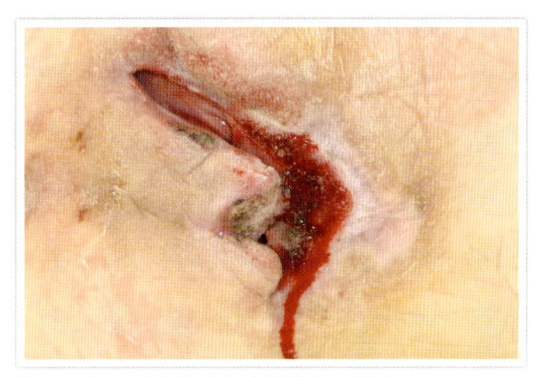

ドレッシング交換時の肉芽からの出血
ときに肉芽全体からわき出るように出血することがあるが、通常、圧迫のみで容易に止血できる。

2 疼痛

- 吸引を開始する際に疼痛を伴うことがある。

対策

1. 陰圧レベルを下げる。
2. 治療モードが「間欠」の場合は「連続」にする。
3. 鎮痛剤を投与する。

- フォーム交換時に、肉芽に食い込んだフォームを剥がす際に疼痛を訴えることがある。

対策

1. 創面とグラニューフォームの間に非固着性ドレッシング材(アダプティック™ガーゼ・ドレッシングなど)をはさむ。
2. グラニューフォームからホワイトフォームへの変更。
3. 処置に合わせた事前の鎮痛剤の投与。

3 フォームによる皮膚浸軟

- 創部からの過剰な滲出液により創縁の健常皮膚が浸軟することがある。

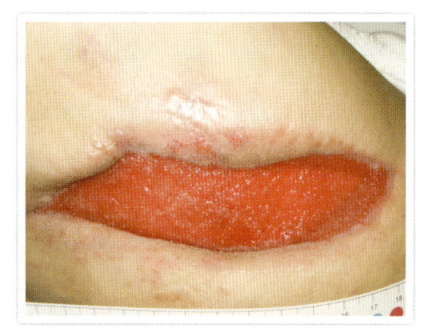

(a) **創縁部のフォームによる皮膚浸軟**
一部にびらんを形成している。

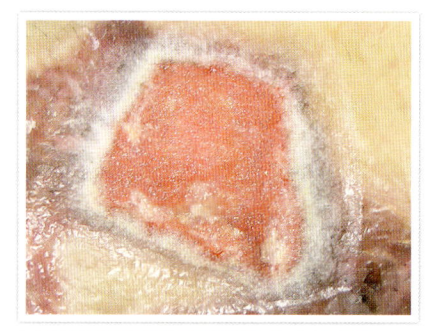

(b) **比較的小さな病変部に大きめのフォームを当てたことによる皮膚浸軟**
周辺にフォームによる圧迫痕が見られる。

対 策

創縁をドレープやハイドロコロイドドレッシング材などで保護し、その上にフォームが当たるようにすることで、ある程度防止できる(下図)。

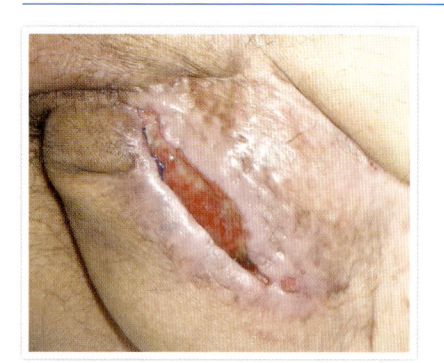

大腿切断術後の皮膚離開創。

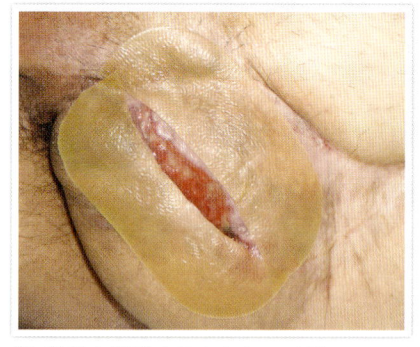

① 創縁を保護するようにハイドロコロイドドレッシングを貼付する。

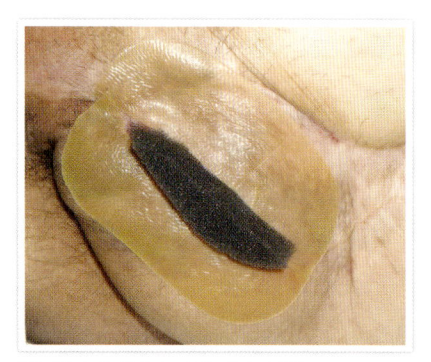

② 創の大きさに合わせたグラニューフォームを当てる。

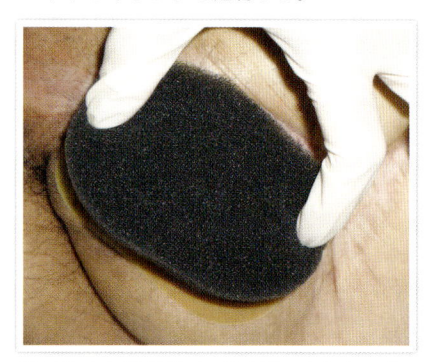

③ T.R.A.C.™接続パッドを当てるため、パッドより少し大きくカットしたグラニューフォームをあて、この上からドレープを貼付する。フォームがパッドより小さいと吸引により健常皮膚を損傷する危険があるので注意する。

皮膚浸軟予防の手順

4 ドレープによる接触性皮膚炎

- ドレープによる接触性皮膚炎を生じる場合がある。

対策

1. 可能ならドレープの貼付部位を変更する。
2. 貼付部位を変更できない場合には、ステロイド含有軟膏を患部に塗布したうえでさらに広い範囲をドレープで覆う。

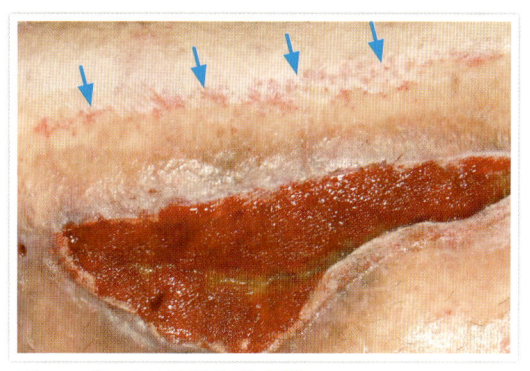

ドレープによる接触性皮膚炎
創縁から少し離れて点状の皮膚炎が多発している(→)。同部へはステロイド含有軟膏を塗布し、ドレープをさらに広く当てることで対応した。

5 感染

V.A.C.ATS®治療システムは創を閉鎖環境にすることから、皮下で感染が拡大する場合がある。

また、吸引を停止したままで長時間治療を中断しない。その場合には本システムのドレッシングを解除し、通常のドレッシングに変更する。

感染が疑われる場合の対策

1. 頻回のドレッシング交換
2. 頻回に創部を観察する。
3. 改善がなく、感染が増悪する場合には、本システムの使用中止を検討する。

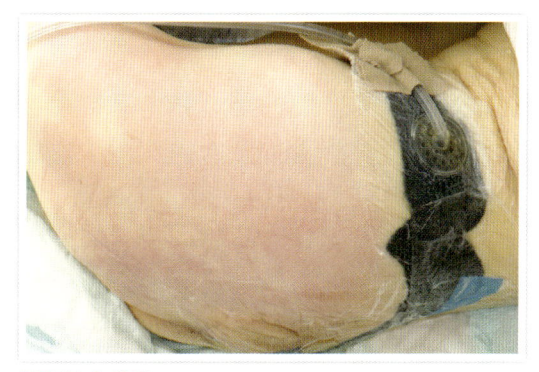

殿部蜂窩織炎
仙骨部褥瘡に対して本システムを開始した1週後の状態。陰圧は125mmHg、連続モードで使用していた。左殿部から大腿にかけて広範な発赤、局所熱感を生じた。この症例はただちに本システムの使用を中止し、創洗浄を施した。抗生剤の全身投与を行い、局所は外用剤による治療へ変更した。

6 フォームの置き忘れ

瘻孔内へフォームを充填した際などにフォームを内腔に置き忘れる場合や、フォームがちぎれて内腔に残存することがある。

対策

瘻孔内へ充填するフォームは1つだけとし、細切れのフォームを瘻孔に充填しない。また、グラニューフォームは肉芽と癒着し、交換する際にちぎれる恐れがあるので、深い瘻孔で最深部が確認できない場合にはホワイトフォームを使用する（ホワイトフォームは抗張力に優れており、ちぎれる可能性が低い）。ホワイトフォームを使用した際には最低125mmHgの陰圧で吸引する。

ただし、臓器と交通している瘻孔や未検査で先端がどこに通じているか不明な瘻孔は本システムの使用が禁止されている。

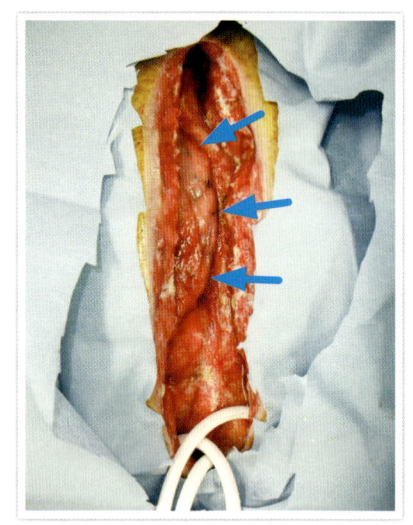

冠動脈バイパス術後の縦隔洞炎
肺実質が露出しており（←）、本システムの使用は禁忌である。フォームが胸腔内へ逸脱する原因ともなり得る。

7 T.R.A.C.™接続パッドやチューブによる褥瘡

- T.R.A.C.™接続パッドやチューブは比較的硬く、これらが荷重部にあることで褥瘡が生じる場合がある。

対策

1. T.R.A.C.™接続パッドの位置やチューブの経路についてあらかじめ検討し、これらが荷重部に当たらないように設置する。
2. ブリッジングなどの方法を応用し、T.R.A.C.™接続パッドの設置部位を創部の直上からずらす。

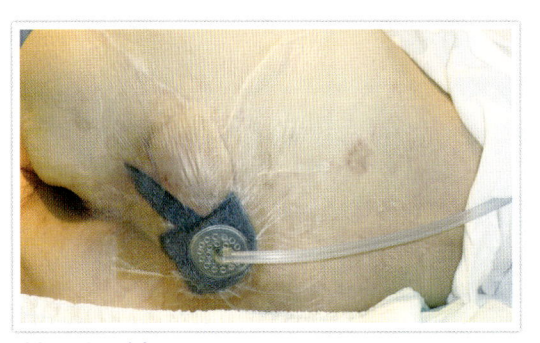

適切でない例
仙骨部直上への装着。T.R.A.C.™接続パッドやチューブが仙骨部直上の荷重部にあたり、二次的に褥瘡を形成してしまう可能性がある。

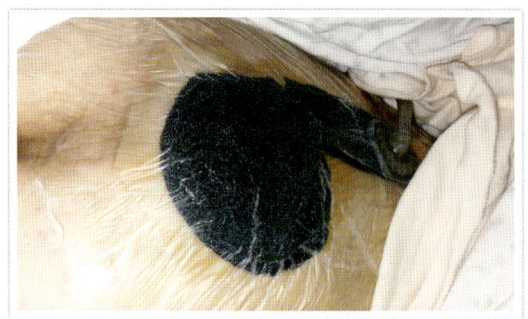

適切な例
ブリッジングによってT.R.A.C.™接続パッドの位置を仙骨部直上からずらした例。この方が二次的な褥瘡を形成するリスクが少ない。

仙骨部への装着例

- 創部が小さい場合にグラニューフォームも小さく当ててしまうとT.R.A.C.™接続パッド辺縁部の圧迫により褥瘡を形成することがある。

> **対　策**

フォームは少なくともT.R.A.C.™接続パッドより大きく切って創部に当てる。

8　エアリークに対する対策

　合併症ではないが本システムの使用にあたってはドレープのわずかなすきまからのエアリークに悩まされる場合がある。アラームは鳴らないまでも、陰圧維持管理装置が常に陰圧を維持しようとするため、頻回に装置の作動音（ウィーンというポンプの吸引音）が起こるため、夜間などは気になって眠れないといった訴えにつながることもある。

> **対　策**

　エアリークはドレープのしわの部分で起こることが多い。ドレープのしわを順次指で押さえてエアリークが止まる部位を確認したら（陰圧維持管理装置のウィーンという作動音が止まることで確認できる）、その部分に幅5cmくらいの細いドレープをしわができないように貼り付ける。通常、これを繰り返すことにより解消できる。

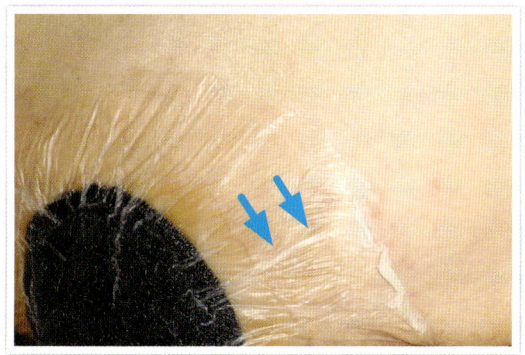

① しわの部分（→）を指で圧迫して陰圧維持管理装置の作動音が止まることを確認する。

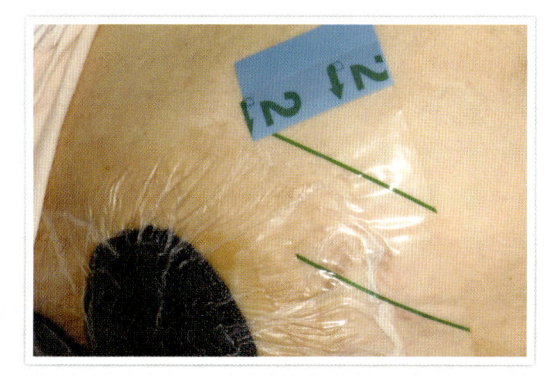

② 確認したしわの部分に新たに細く切ったドレープを追加して（ここで新たなしわができないように注意）エアリークを止める。写真ではわかりやすくするためにドレープの安定用レイヤーを残している。

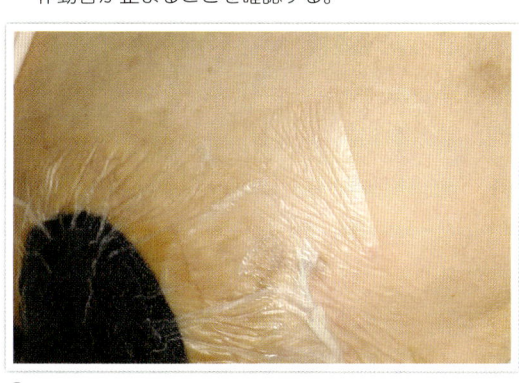

③ 安定用レイヤーを剥がした状態。

エアリーク解消の手順

2. 感染創に対する陰圧閉鎖療法の工夫
―― われわれが開発した創内持続陰圧洗浄療法を中心に ――

久留米大学医学部形成外科・顎顔面外科　清川兼輔、髙橋長弘

創内持続陰圧洗浄療法とは
(Intra-Wound Continuous Negative Pressure and Irrigation Treatment : IW-CONPIT)

　V.A.C.ATS®治療システムにはさまざまな利点があるが、感染創には感染のコントロールが難しいため使用しにくいという問題点がある。感染のコントロールには頻回な創の洗浄が必要であり、特に骨髄炎などの感染創には持続洗浄療法が有用で、整形外科領域では以前より広く用いられている。

　感染をコントロールしつつ創面の活性化を図るためには、陰圧閉鎖療法と持続洗浄療法の2つの方法を同時にかつ持続的に行う必要が生じた。したがって、われわれは、これら2つの方法を同時にしかも持続的に行う治療法とシステムを開発し、高い臨床効果を得ている。

利点
- 感染創にも使用可能
- 感染創内の骨や腱露出部に対しても、持続洗浄を行っているため人工真皮（異物）の使用が可能
- スポンジの交換は洗浄を持続的に行っているため、週に2回程度で十分

欠点
- 水漏れがあること
- わが国では機器が未承認であるため保険適用がないこと

1 適応

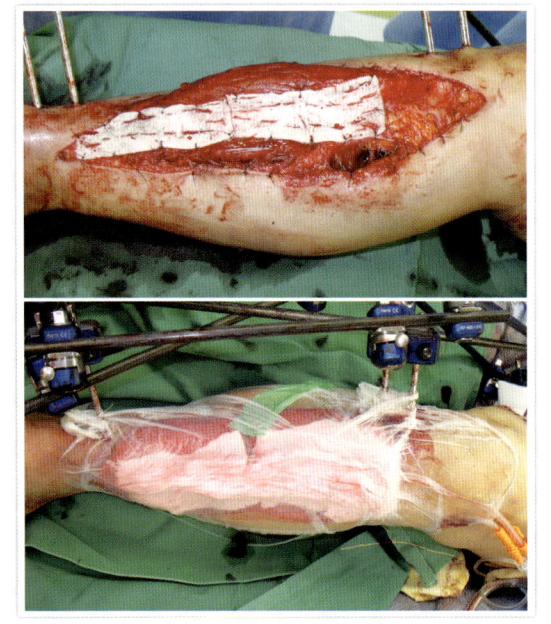

　壊死組織が残存していなければ、あらゆる創で施行可能である。感染創にも、使用可能である。

骨露出を伴う下腿開放骨折
エアリーク、水漏れがないよう創外固定部位も含めて全周囲にフィルムで被覆した。

2 禁忌

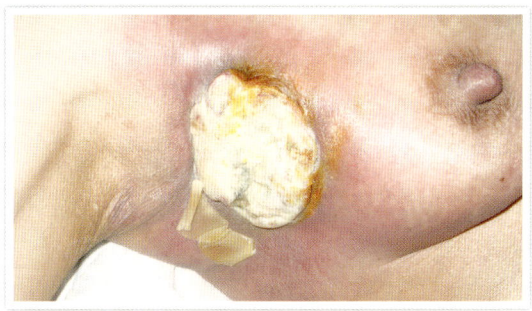

壊死組織が残存する創。

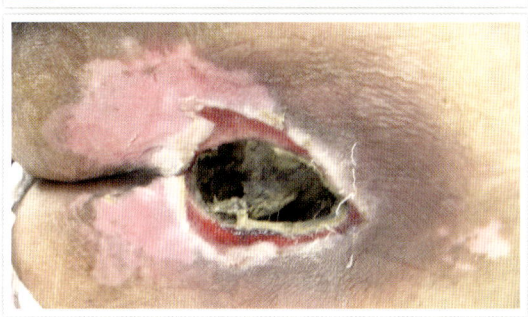

乳房切除後の離開創
その部位に放射線照射を行い、壊死を来たした。

壊死組織を伴う仙骨部褥瘡

3 装着の方法

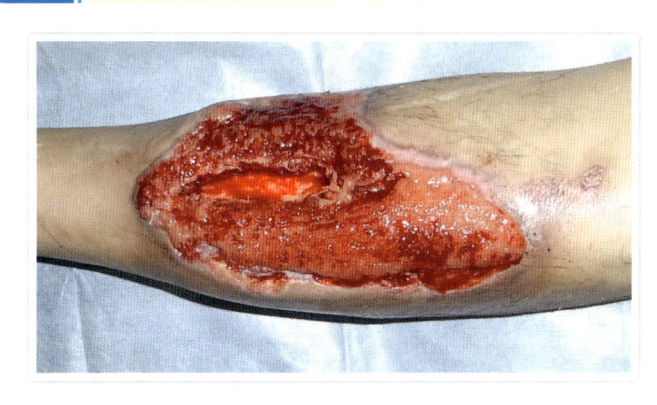

1 デブリードマンを行う

デブリードマンを確実に行う。

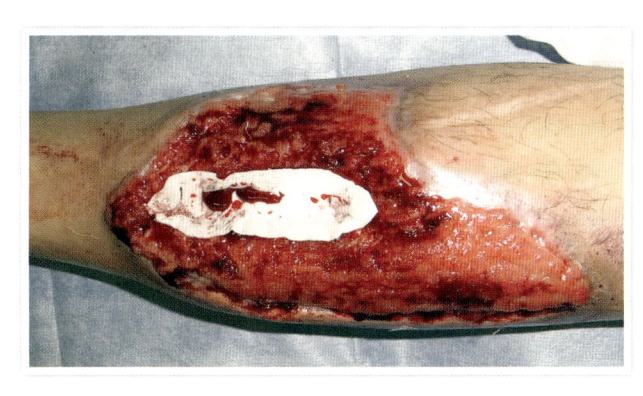

2 人工真皮を貼付する

骨、腱の露出部位には、デブリードマン後に人工真皮を貼付する。なお、人工真皮にはドレナージを行うために小穴をあける。

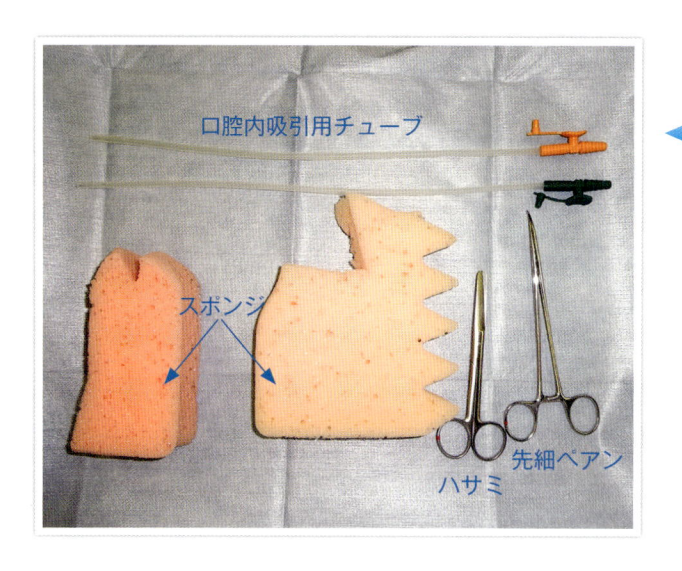

3 用意するもの

材料
- スポンジ
- 口腔内吸引用チューブ

器材
- スポンジのトリミングと側孔を開けるためのハサミ
- スポンジ内にチューブを留置するための先細ペアン

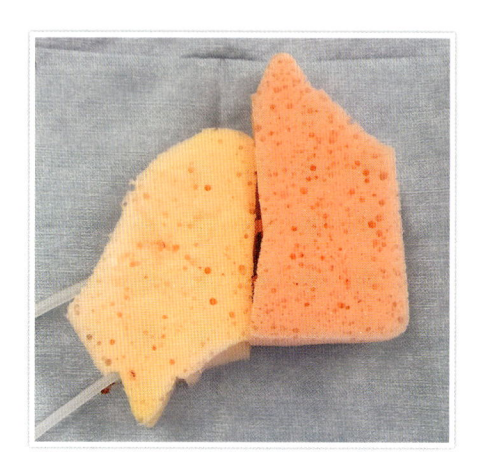

4 スポンジのトリミング

創の広さ、深さおよび形状に合わせて、やや大きめにスポンジをトリミングする（通常のガス滅菌を行う）。
その後、数カ所に側孔を開けた2本のチューブを先細ペアンを用いてスポンジ内に留置する。

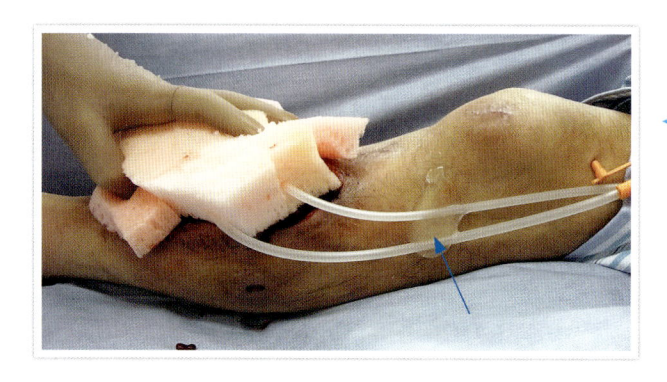

5 スポンジを装着させる

スポンジを創面に密着させた後、義歯安定剤（タフグリップ®など、→）をチューブ周囲に塗布する。これはエアリーク防止とチューブ周囲からの水漏れを防止するためである。

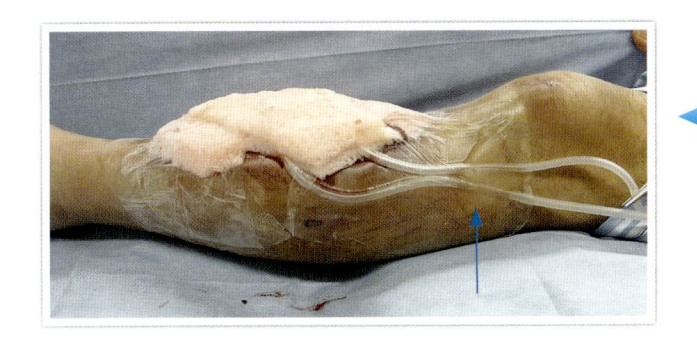

6 創を密閉する

創の上部をポリエチレンフィルムでカバーし、創内を完全に密閉腔とする。
この際、タフグリップ®（→）の部分もフィルムで広くカバーする。

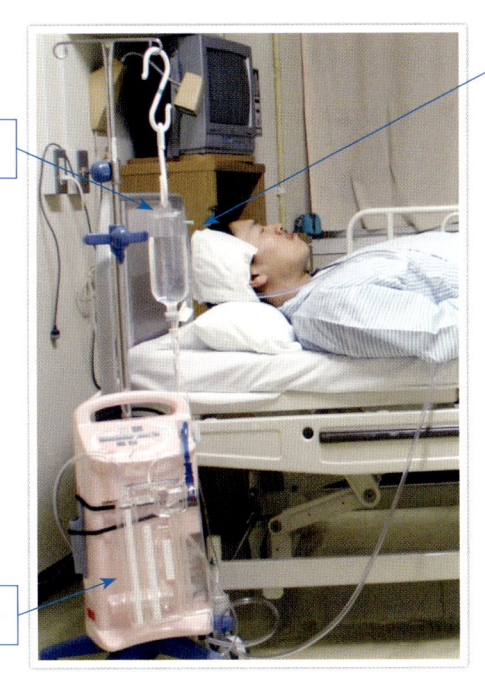

ボトルと創の高さを同じにする

洗浄ボトル

持続吸引器

7 セッティング

一方のチューブに生理食塩水のボトルを、もう一方のチューブに持続吸引器（メラ サキューム® MS-008、泉工科工業社製）を連結する。
ボトルの高さを創の高さと同じにし、一方のチューブから（50cmH$_2$O）吸引を開始する。
洗浄液の量は、感染の程度によって1日2,000〜6,000mlの間で調節する。

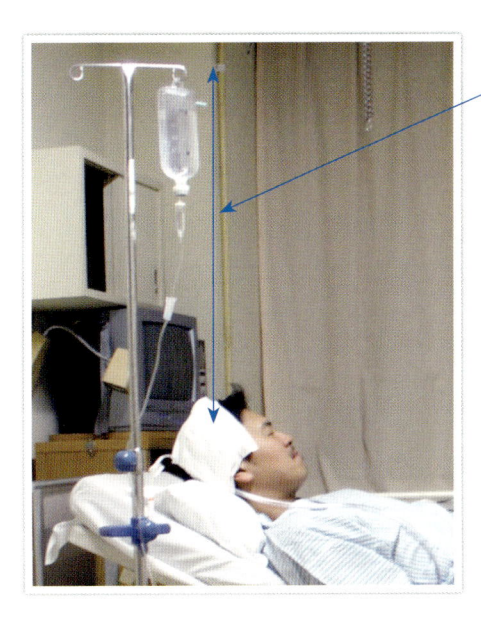

高さに差があると陽圧がかかる

⚠ セッティングの注意点

生食ボトルが創よりも高くなると、創内に陽圧がかかり水漏れの原因となる。
ボトルと創を常に同じ高さに保つように調節し、創にかかる陽圧を0に保つ。

4 症例

症例1
57歳、男性、左下腿デグロービング損傷
バイク走行中に転倒し、左下腿デグロービング損傷を受傷し受傷翌日より本法を施行した。1日3,000ml程度の洗浄と、週に2回のスポンジ交換および露出した骨のデブリードマンを随時施行した。本法開始後3週で骨露出部に貼付した人工真皮内に肉芽の増生を認めたためその後も本法を継続し、開始後7週で分層植皮術を施行した。術後1.5カ月で創部は完全に上皮化した。

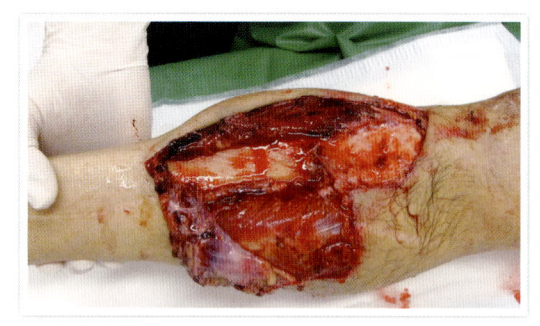

(a) 初診時所見

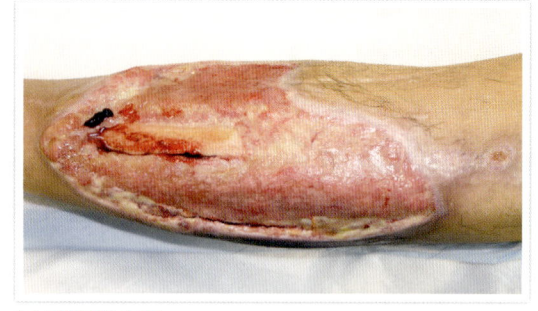

(b) 受傷後1週

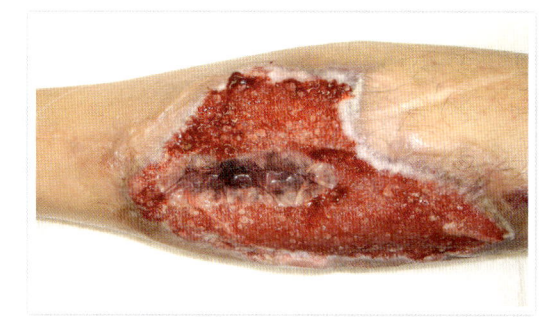

(c) 本法開始後3週
骨露出部に貼付した人工真皮内に肉芽の増生を認めた。

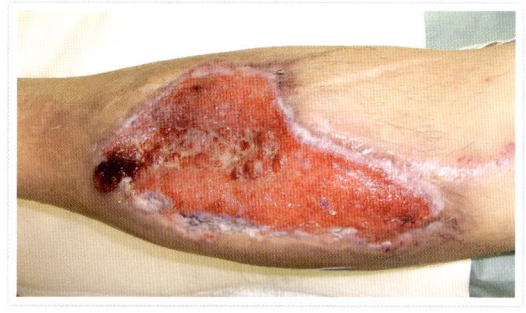

(d) 本法開始後7週
分層植皮術を施行した。

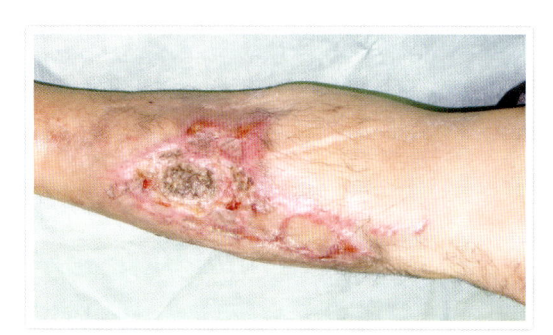

(e) 植皮術施行後50日
創部は骨露出部を含め完全に上皮化した。

症例2 61歳、女性、食道癌術後上腹部創離開
食道癌術後7日に上腹部に創離開を来たした。創離開とともに広範な皮下ポケット形成を認めた。当日ポケット切開を行い、露出した腸管上に人工真皮を貼付し、本法を開始した。開始後2週に腸管吻合部の縫合不全を認め、外科にてドレナージ術が施行されたが、チューブは留置したまま本法を続行した。開始後3週には創の収縮と腸管上に良性肉芽の増生が見られ、4週には腸管の縫合不全部も自然閉鎖し、二次治癒が得られた。

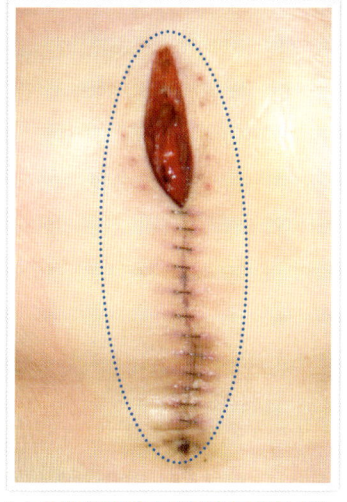

(a) **食道癌術後7日（当科初診時）**
創離開と点線部分に広範な皮下ポケット形成を認めた。

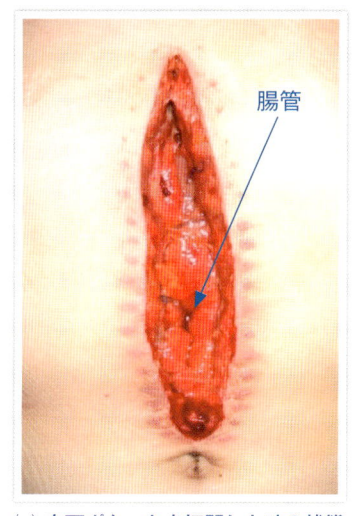

(b) **皮下ポケットを切開した時の状態**
腸管の露出を認めた。

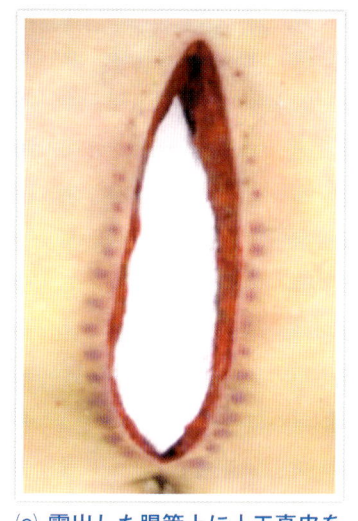

(c) **露出した腸管上に人工真皮を貼付した状態**
この状態で本法を開始した。

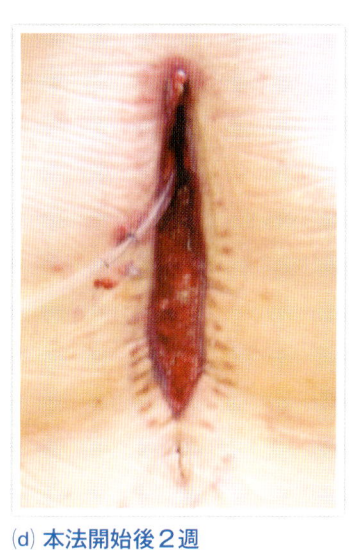

(d) **本法開始後2週**
腸管吻合部の縫合不全を認めたため、外科にてドレナージ術が施行された。チューブを留置したまま本法を続行した。

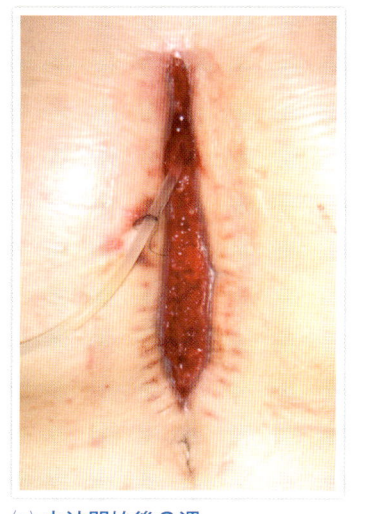

(e) **本法開始後3週**
創の収縮と腸管上に良性肉芽の増生が見られた。

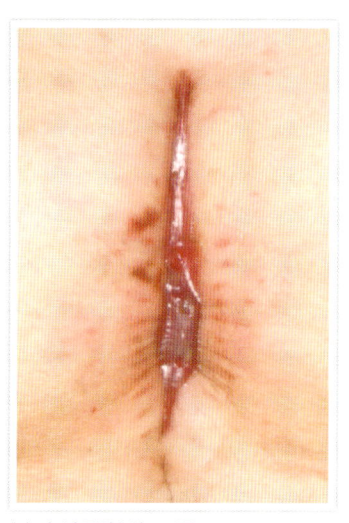

(f) **本法開始後4週**
腸管の縫合不全部も自然閉鎖し、二次治癒が得られた。

症例3 74歳、男性、開胸術後縦隔洞炎、胸骨骨髄炎
胸骨正中切開縫合部の創離開と排膿を認め、縦隔洞炎と診断された。すぐに創の開放と胸骨や肋軟骨を含めた感染組織のデブリードマンを施行し、本法を開始した。開始後1週ではまだ壊死組織が残存していたため、追加のデブリードマンを行った。その後も本法を施行し、1日約2,000～3,000ml程度の洗浄と週2回のスポンジ交換時に適宜デブリードマンを追加した。その後、壊死組織は消失し感染の沈静化と良性肉芽の増生を認めたため、開始後4週に左の大胸筋弁を創内に充填した。術後6カ月、筋弁は完全に生着し、創は治癒した。

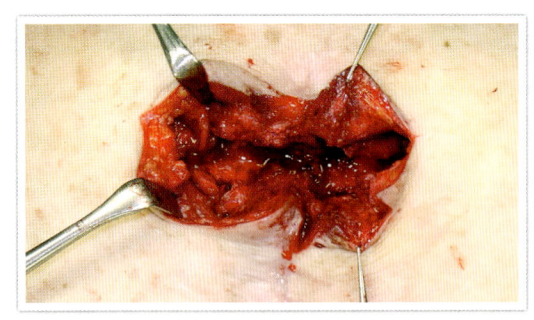

(a) **開胸術施行後2週にデブリードマンを行った時の所見**

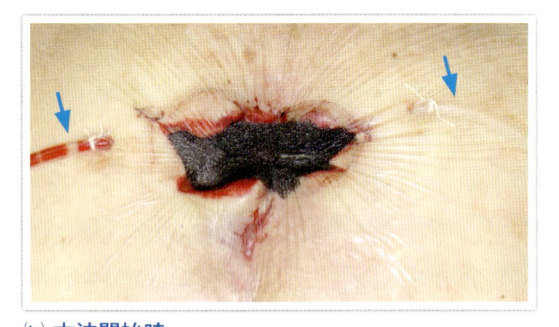

(b) **本法開始時**
左右に2本のチューブを挿入（→）して本法を開始した。

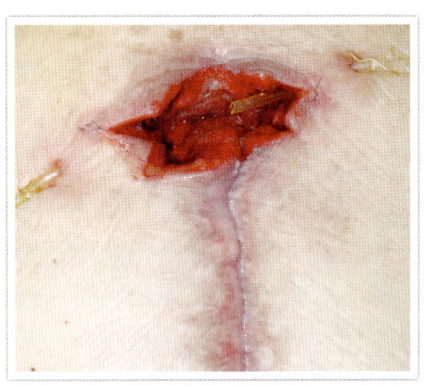

(c) **本法開始後1週**
まだ壊死組織が残存していたため、デブリードマンの追加を行った。その後も本法を施行し、1日約2,000～3,000ml程度の洗浄と週2回のスポンジ交換時に適宜デブリードマンを追加した。

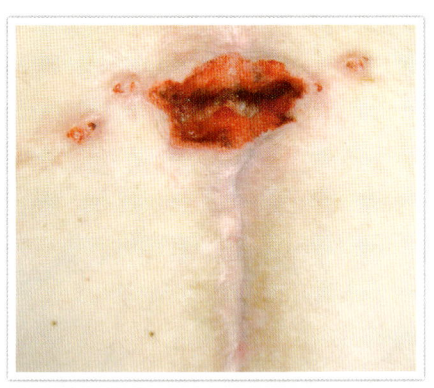

(d) **本法開始後2週**
壊死組織は消失し、感染の沈静化と良性肉芽の増生を認めた。

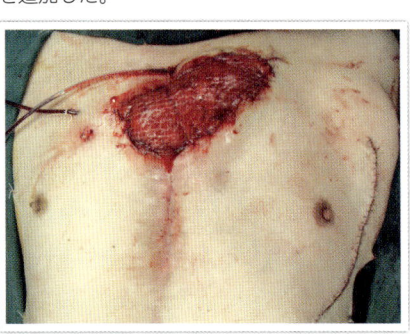

(e) **本法開始後4週**
左の大胸筋弁を創内に充填し、露出した筋体上には分層植皮術を行った。

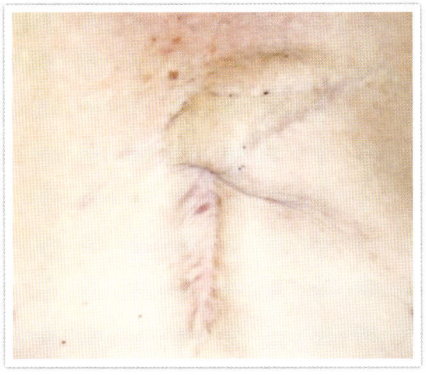

(f) **術後6カ月**
筋弁は完全に生着し、創は治癒した。

ワンポイントアドバイス

持続的に洗浄を行うため、水漏れに対する対策が最も重要である

1. チューブ周囲からの水漏れやエアリークを防止するために、義歯安定剤（タフグリップ®など）をチューブの周囲に十分量を塗布し、その上をポリエチレンフィルムで密閉する（→装着の方法5、6）。

2. 創の上部をポリエチレンフィルムでカバーする際は、フィルムにしわができないように、また創よりも大きめにカバーする。創が広範であったり立体的に複雑な形状をしている場合には、何枚かのフィルムを重ね貼りする（例：1.適応で提示した症例）。

3. 患者が立位から座位になる時、また座位から臥位になる時には、生食ボトルの高さが創よりも高くなり、創内に陽圧がかかることで水漏れの原因となる。したがって、これらの動作を行う前に必ず生食ボトルの高さを下げることを徹底する。

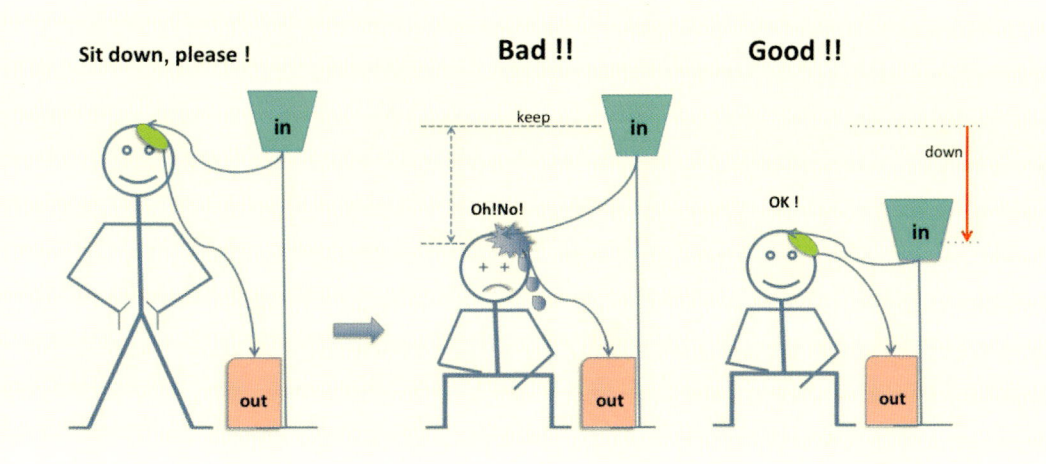

資　料

資料1　陰圧閉鎖療法の創傷に及ぼす効果：メカニズム解明のための基礎的研究
資料2　V.A.C.ATS® 治療システムの臨床治験成績
資料3　V.A.C.ATS® 治療システムの健康保険給付
資料4　V.A.C.ATS® 治療システムに寄せられたQ&A

資料 1

陰圧閉鎖療法の創傷に及ぼす効果：メカニズム解明のための基礎的研究
（雑誌「形成外科」Vol53 No3より転載）

特集　局所陰圧閉鎖療法

陰圧閉鎖療法の創傷に及ぼす効果，そのメカニズムについて

井砂　司*

▶ **Key words**：陰圧閉鎖療法　V.A.C.® システム　創傷治癒

はじめに

　21世紀に入り高齢化社会を迎え，合併症を伴った全身状態の良好とは言えない高齢者が増えてきている。そのため，慢性難治創や創傷合併症を有する患者の数も増加し続けている。これらの症例を対象にした場合，創部を閉鎖することが最終目的ではあるが，全身状態が不良のため従来の外科手術に耐えられない患者も多く，補助的治療法としても応用可能な治療法の開発が望まれている。

　近年，湿潤条件下での創傷治癒促進を目的に多くの新素材を用いた創傷被覆材が開発され，比較的浅い皮膚潰瘍創には好結果を得ている。一方，褥瘡などに見られる深達性創傷においては，感染を合併し滲出液も多く適切な治療は難しいのが現状である。陰圧閉鎖療法は，Argenta ら[1)2)] が開発した非侵襲性の創傷治療システムで，創傷部を局所的に陰圧にコントロールすることで慢性および急性創傷の治癒を促進する治療法である。米国においては，1995年に陰圧を利用した皮膚潰瘍治療装置 vacuum assisted closure device（以下 V.A.C.® システム，KCI社製，アメリカ）として FDA から販売の認可を得て以来，欧米においていわゆる陰圧閉鎖療法（negative pressure wound therapy：NPWT）の専用機器として広く普及し，臨床研究結果も多数報告されている。

　われわれは，1997年より本法を臨床に取り入れ，その治療効果を確認してきた[3〜7)]。その経験から，NPWT の治療効果は単に湿潤療法（moist wound healing）にドレナージ効果を加えた相加効果以上のメカニズムが働いているものと考え，種々の動物実験や臨床研究を行い，NPWT の創傷に及ぼす効果とメカニズムについて検討してきた。その結果，NPWT の治療メカニズムは，①吸引による創部の収縮効果，②創部と滲出液中の各種サイトカインの生成，③組織の機械的圧力に対する反応といった諸因子が相互に関連した結果であると考えている。

　本稿では，これら各因子に対する研究結果をもとに陰圧閉鎖療法の創傷に及ぼす効果とメカニズムについて述べる。

I　吸引による創部の収縮効果

　NPWT は，感染を伴う褥瘡や外傷性の難治性潰瘍といった深達性皮膚潰瘍の治療目的に開発された治療法であるが，日本では2009年10月に V.A.C.® システムが医療機器として正式に承認されたところであり，保険収載はまだされていない。そのため，代替品を用いさまざまな工夫を凝らした NPWT が

---

*東京女子医科大学八千代医療センター形成外科

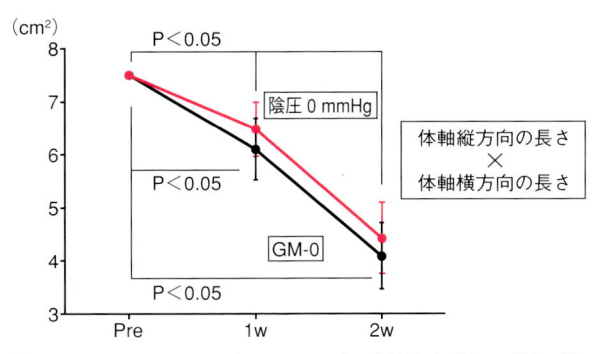

図1 V.A.C.®システムのドレッシングで陰圧をかけない場合（陰圧0 mmHg）と，ゲンタシン軟膏とガーゼによる一般的な治療法（GM-O）との創部面積比較実験結果
Values are means±SE. ＊P＜0.05 from baseline.

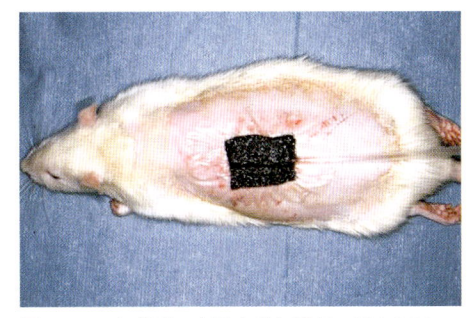

図2 ラット背面の全層皮膚欠損創にV.A.C.®システムを装着した状態

膚欠損創の面積の経時的変化に差を生じるか測定した。各辺の長さと面積の測定は，1週目と2週目で行った（図1）。すべての実験において各群の経時的変化はDunnett's post-hoc testで検定し，群間比較はFisher's least significance testで検定し，P＜0.05を有意差ありとした。その結果，VACドレッシング群とゲンタシン軟膏群ともに2週で治療前の面積の55％まで縮小し，統計上においても有意な縮小を認めた。しかし，2群間においてはほぼ同様な変化を示し，1週目，2週目ともに有意な差はなかった。これらのことより，V.A.C.®システムで使用しているポリウレタンフォームと粘着ドレープによる閉鎖ドレッシングは，ゲンタシン軟膏とガーゼによる一般的な治療法と同等な治療効果をもつものと思われた。

次に，創面に陰圧を加えるNPWTでは，どの程度の陰圧が適当であり，陰圧の差により創部縮小効果に影響があるのかについて検討することにした（図2）。実験は同様に，ラット背面の全層皮膚欠損創にVACポリウレタンフォームを置きドレープで被い陰圧をまったくかけないコントロール群と，同じドレッシングを行い125，75，50 mmHgの陰圧をかけた各陰圧群との4群に分けて比較検討す

報告され，治療効果は徐々に認められつつあると思われる[8)9)]。しかし，吸引圧については使用する器械によってさまざまであり，どの程度の吸引圧が適当であるかについては明らかにされていない。また，ポリウレタンフォームと密閉空間自体が創部の縮小効果を与えているのか，陰圧をかけること自体が創部縮小効果に有効なのかも解明されていない。

そこでわれわれは，まずV.A.C.®システムで使用しているポリウレタンフォームドレッシング（以下，VACドレッシング）で陰圧をかけない場合と，ゲンタシン軟膏とガーゼによる一般的な治療法との比較実験を行った。Wister系ラットを使用し，ラット背面に2.5×3.0 cmの全層皮膚欠損創を作り，皮

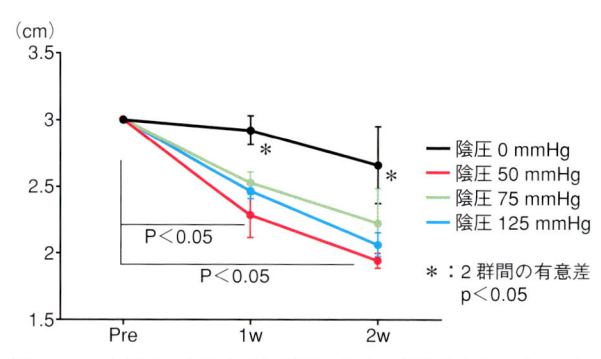

図3 ラット背面の全層皮膚欠損創における体軸縦方向の長さの経時的変化
Values are means±SE. ＊P＜0.05 from baseline.

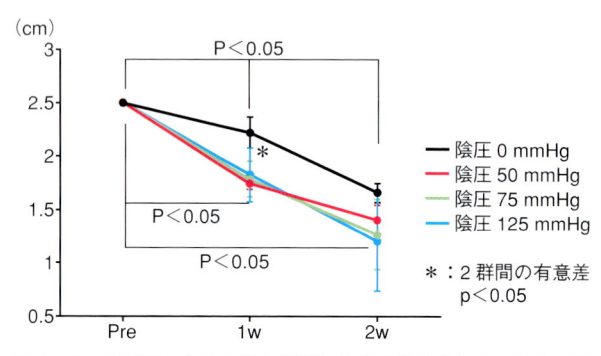

図4 ラット背面の全層皮膚欠損創における体軸横方向の長さの経時的変化
Values are means±SE. ＊P＜0.05 from baseline.

ることとした。ラット背面に 2.5×3.0 cm の全層皮膚欠損創を作り，皮膚欠損創の面積の経時的変化に差を生じるかを測定した。各辺の長さと面積の測定は，同様に1週目と2週目で行った。体軸縦方向の長さについては，陰圧をまったくかけないコントロール群が2週で有意な縮小を示さなかったのに対し，陰圧をかけた各陰圧群では約 10 mm 縮小し，1週目より有意に縮小を示した。群間比較では 125，75，50 mmHg の陰圧をかけた各陰圧群間には有意差がないものの，コントロール群との間には1週目よりすでに有意差を認めている（図3）。体軸横方向の長さについては，4群すべてが2週で有意な縮小を示した。群間比較では，1週目でコントロール群と 125，75，50 mmHg の陰圧をかけた各陰圧群との間に有意差を認めたものの，2週目では，すべての群で有意差を認めなかった（図4）。創部面積では，4群すべてが2週目で有意な縮小を示した。群間比較では 125，75，50 mmHg の陰圧をかけた各陰圧群間には有意差がないものの，陰圧をまったくかけないコントロール群との間には1週目よりすでに有意差を認めた（図5）。これらのことより，創面に陰圧を加える NPWT では，陰圧を 125，75，50 mmHg に設定しても創部縮小効果に差がなく，同等な治療効果があることがわかった[10]。

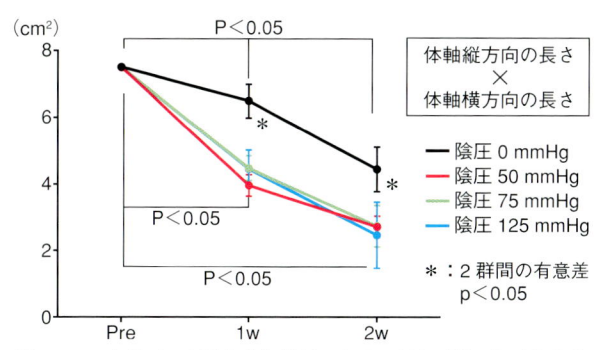

図5 ラット背面の全層皮膚欠損創における創部面積の経時的変化
Values are means±SE. ＊$P<0.05$ from baseline.

表1 サイトカイン測定症例

No.	性別	年齢	皮膚欠損部位	皮膚欠損範囲	原因
1	♂	29	左側下腿部	12×8 cm	外傷
2	♂	28	右側下腿部	24×13 cm	外傷
3	♂	40	右側足背部	12×6 cm	外傷
4	♂	61	右側膝蓋部	16×9 cm	熱傷
5	♂	63	仙骨部	10×9 cm	褥瘡

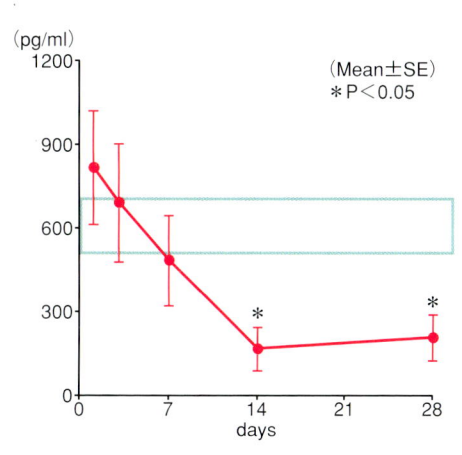

図6 PDGFの経時的変化
青い範囲は正常値を示す。Values are means±SE.
＊$P<0.05$ from baseline.

Ⅱ 創部と滲出液中の各種サイトカイン

サイトカインを測定した症例は5症例であり，そのうち4症例は外傷性組織欠損創，1例は全身状態のよい褥瘡症例であった（表1）。測定は，治療開始後24時間，3日，1週，2週，4週の5回行った。

Platelet-derived growth factors（PDGF）は，創傷治癒過程の初期において，線維芽細胞を創傷部位へ誘導し，線維芽細胞の増殖を促進することにより創傷治癒の主要な役割を担っていると想定される成長因子である（図6）。治療開始後1週に高い値を示しているが，2週以後は有意に低下している。

basic fibroblast growth factors（bFGF）は，肉芽形成において最も重要な血管新生と線維芽細胞増殖の両方に働く物質として創傷治癒促進効果が期待され，実際に臨床効果も認められている唯一の成長因子である（図7）。治療後4週にわたり，100〜200 pg/mlの値を維持している。

Transforming growth factor-β（TGF-β）は，線維芽細胞によるコラーゲンやファイブロネクチンなどのマトリックス合成促進作用など，多彩な活性を有している（図8）。治療

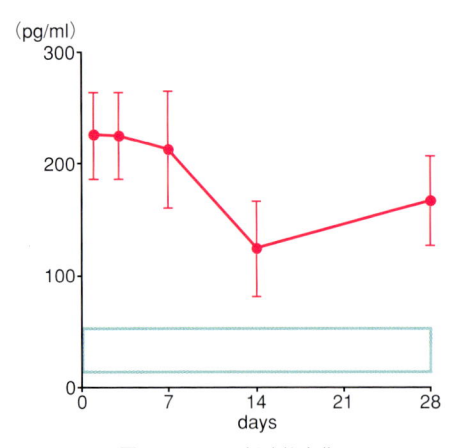

図7 bFGFの経時的変化
青い範囲は正常値を示す。Values are means±SE.

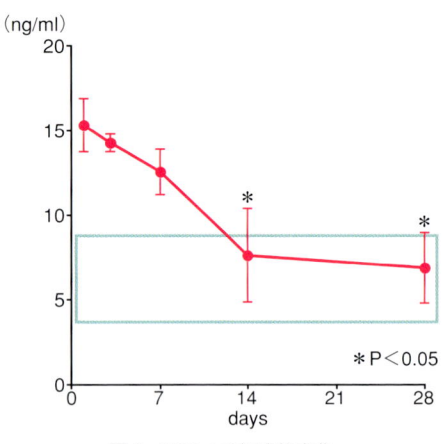

図8 TGF-βの経時的変化
青い範囲は正常値を示す。Values are means±SE.
＊P＜0.05 from baseline.

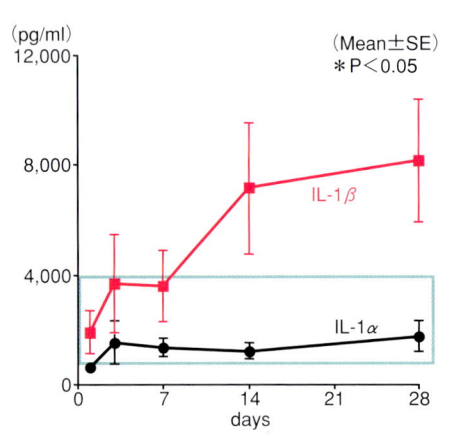

図9 IL-1α，βの経時的変化
青い範囲は正常値を示す。Values are means±SE.
＊P＜0.05 from baseline.

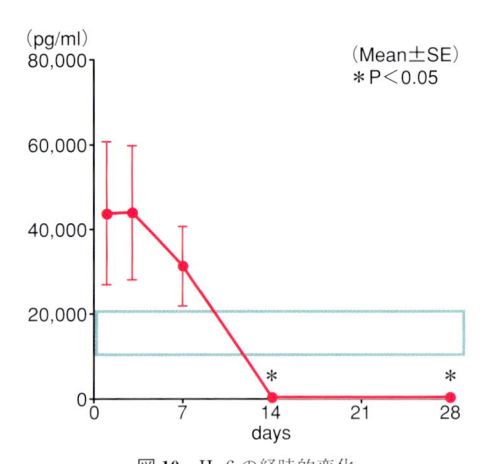

図10 IL-6の経時的変化
青い範囲は正常値を示す。Values are means±SE.
＊P＜0.05 from baseline.

開始後1週は15 ng/mlと非常に高い濃度で存在し，2週以後有意に低下するものの，7 ng/mlの高濃度を維持していた。

炎症惹起物質であるIL-1とIL-6は，ともに比較的多く検出されているが，IL-1βが治療開始後4週にわたり有意に増加しているのに対し，IL-6は治療開始後1週まではIL-1以上に高濃度に検出されるが，2週以後は激減しほとんど検出されなくなった（図9, 10）。

以上の結果から，サイトカインはV.A.C.®システムを用いたNPWT開始当初より，活発な変動を示していることがわかった。特に初期にはPDGF，bFGF，TGF-βやIL-6により，後期においてはbFGF，TGF-βやIL-1により線維芽細胞，表皮細胞，血管内皮細胞の増殖が維持されているものと考えられた。

表2 平坦プレートによる実験結果

	1時間後	12時間後	24時間後
25 mmHg	26.4±1.34	26.8±0.84	25.6±0.55
50 mmHg	47.0±3.08	49.2±2.95	49.4±2.07
75 mmHg	60.6±3.44	62.0±2.92	62.6±1.95

表3 ラットによる実験結果

	1時間後	12時間後	24時間後
25 mmHg	18.2±2.86	21.2±3.90	20.8±4.15
50 mmHg	21.0±2.0	25.6±4.77	27.2±3.03
75 mmHg	24.4±1.67	26.4±2.61	29.6±5.18

図11 平坦プレートによる吸引モデル
圧測定の方法は，ポリウレタンフォームの下に扁平なカフを挿入し，これをドレープで密閉し吸引する．カフを動脈圧測定キットに接続してポリグラフにより圧測定を行った．

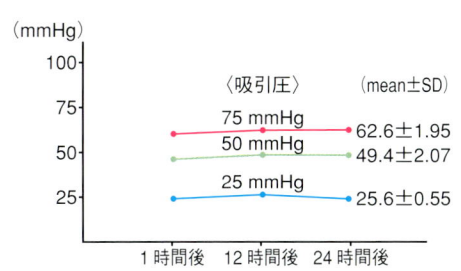

図12 平坦プレートによる機械的応力の経時的変化
Values are means±SD.

Ⅲ 組織の機械的圧力

組織に機械的応力を加えると血管新生と組織増殖が起こることは，エキスパンダー法[11]やIlizarov骨延長法[12,13]などですでに応用されている反応である．NPWTにおいても同様に機械的応力が組織に働いていると考えられたが，創部とドレープで囲まれた密閉空間に陰圧をかけることが本当に組織に機械的応力を加えることになるのか，また，吸引圧の程度と機械的応力の程度が同じであるかについては明らかとなっていなかった．

そこでわれわれは，この疑問に対しまず模擬環境下における圧迫力の測定実験を行った．圧測定の方法は，ポリウレタンフォームの下に扁平なカフを挿入し，これをドレープで密閉し吸引する．カフを動脈圧測定キットに接続してポリグラフにより圧測定を行った．これを平坦プレートによる吸引モデルとして，硬い平坦な金属上でV.A.C.®システムを行い，25 mmHg，50 mmHg，75 mmHgの3種類の吸引圧をかけ，機械的応力の経時的変化を計測した（図11，表2）．その結果，カフに加わる圧力は，V.A.C.®システムにより吸引を開始した直後から計測でき，25 mmHg，50 mmHg時においては，吸引圧とほぼ一致した値であり，75 mmHgにおいては，10～15 mmHg低い値を示した．経時的変化は，3段階の吸引力とも，ほとんど認められず一定の値を示した（図12）．

次にラットによる吸引モデルとして，Wister系ラットの背面上で，NPWTを行い，25 mmHg，50 mmHg，75 mmHgの3種類の吸引圧をかけ，機械的応力の経時的変化を計測した（表3）．ラットの背面は剃毛し，脱毛クリームで脱毛した．カフの上にポリウレタンフォームを乗せ，その上からドレープを当てて密閉し吸引した．その結果，吸引圧との差が広がるものの，吸引圧に比例して機械的応力も高い値を示した．経時的変化としては，24時間で若干増加傾向が見られたが，有意差は認められなかった（図13）．以上より，NPWTにおいては陰圧を加えることにより組織に機械的応力を加えることができ[14]，創

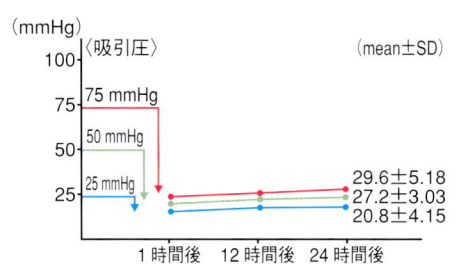

図13 ラットによる機械的応力の経時的変化
Values are means±SD.

の収縮力を活性化しているものと思われた。

Ⅳ 考 察

NPWTの治療効果を実証するエビデンスとして，米国18カ所の施設において行われた糖尿病性足部切断創を対象とする無作為比較臨床試験がある[15]。患者162例をV.A.C.®療法群と標準的な湿潤創傷治療（対照群）としてそれぞれ無作為に割り付けが行われた。その結果，治癒率はV.A.C.®群43例（56％），対照群33例（39％）でV.A.C.®群の方が有意に高かった。両治療群とも，創傷治癒例の多くは二次治癒であり，V.A.C.®群の方が対照群に比べて，創傷が完全に閉鎖するまでの時間は有意に短く，V.A.C.®群の中央値は56日であったのに対し，対照群は77日であったと報告されている。

V.A.C.®システムによる陰圧閉鎖療法は，Argentaらにより開発され，米国では1995年より臨床使用を開始し，すでに2,000例以上の臨床治療が行われている[16]。米国で行われている治療プロトコールでは，陰圧を125 mmHgにセットするように指示されているため，われわれも同じ陰圧を用いているが，疼痛を訴える症例も認められた。Morykwasら[2]によれば，動物実験でNPWTを行い，レーザードップラー血流計で創周囲の血流量の変化を計測したところ，陰圧を加えることにより創周囲の血流量が増加し，125 mmHgの陰圧では，陰圧を加える前の4倍となり増加率が最大であったと報告している。この報告が，米国で行われている治療プロトコールの根拠となっているものと思われる。V.A.C.®システムによるNPWTは，創傷治癒促進効果を目的とした治療法の1つであり，今回の実験結果より，ポリウレタンフォームと密閉空間自体が，一般的な治療法と同様な治療効果を与えているばかりでなく，陰圧をかけることで縮小効果を増強しているが，陰圧を125，75，50 mmHgに設定しても創部縮小効果に差がなく同等な治療効果があることが明らかとなった。さらに臨床経験からも[3)~7)]，周囲組織や肉芽組織の浮腫の軽減については肉眼的に認められた。過剰な間質液が貯留すると毛細血管や静脈の後負荷を増大させ，酸素や栄養の供給を妨げるため[17)18)]，これらの要因を除去することは創傷治癒を促進させると考えられる。

以上，われわれの実験結果より陰圧閉鎖療法の治療メカニズムについては，①吸引による創部の収縮効果，②創部と滲出液中の各種サイトカインの生成，③組織の機械的圧力に対する反応といった諸因子が相互に関連した結果であると考えられる。

まとめ

V.A.C.®システムによるNPWTが開発されて10年以上が経過している。わが国においては，V.A.C.®システムがようやく正式な医療機器として認められる見通しとなった。その間，NPWTに関する多くの論文が発表されてはいるが，NPWTの創傷に及ぼす効果とメカニズムについての基礎的研究に関する報告は数えるほどしか発表されていない。NPWTの基礎的研究を積み重ねることによるメカニズムの追求がない限り，治療効果の向上もよりよいNPWTの開発もできないと考えている。

引用文献

1) Argenta LC, Morykwas MJ : Vacuum-assisted closure ; A new method for wound control and treatment ; Clinical experience. Ann Plast Surg 38 : 563-576, 1997
2) Morykwas MJ, Argenta LC, Shelton-Brown EI, et al : Vacuum-assisted closure ; A new method for wound control and treatment ; Animal studies and basic foundation. Ann Plast Surg 38 : 553-562, 1997
3) 井砂司, 下田勝巳, 森田尚樹ほか：皮膚潰瘍に対する陰圧創傷閉鎖法の治療効果. 薬理と治療 30 : 311-317, 2002
4) Isago T, Nozaki M, Kikuchi Y, et al : Negative-pressure dressings in the treatment of pressure ulcers. J Dermatol 30 : 299-305, 2003
5) 井砂司, 佐々木健司：深達性創傷に対する陰圧創傷閉鎖法. 医学のあゆみ 218 : 984-985, 2006
6) 井砂司, 岩坂督, 野﨑幹弘：VAC 療法の創傷治癒効果. PEPARS 16 : 31-36, 2007
7) 井砂司, 佐々木健司, 野﨑幹弘：1. 陰圧閉鎖法による創傷治療 1) V.A.C. システムによる治療の実際. 形成外科 51 : S245-S249, 2008
8) 阿部江利子, 神崎憲雄, 鈴木美和ほか：重度褥瘡（IV 度）に対するポリウレタンフォームドレッシング材を用いた低圧持続吸引による陰圧閉鎖療法の有用性の検討. 褥瘡会誌 9 : 515-520, 2007
9) 小梢雅野, 荒川篤宏, 深水秀一ほか：褥瘡に対する簡易型陰圧閉鎖療法の経験. 褥瘡会誌 9 : 69-74, 2007
10) Isago T, Nozaki M, Kikuchi Y, et al : Experimental study on the therapeutic effects of negative pressure dressings at different negative pressures. J Dermatol 30 : 596-601, 2003
11) Radovan C : Tissue expansion in soft tissue reconstruction. Plast Reconstr Surg 74 : 482-490, 1984
12) Ilizarov GA : The tension-stress effect on the genesis and growth of tissues Part I ; The influence of stability of fixation and soft-tissue preservation. Clin Orthop 238 : 249-281, 1989
13) Ilizarov GA : The tension-stress effect on the genesis and growth of tissues Part II ; The influence of the rate and frequency of distraction. Clin Orthop 239 : 263-285, 1989
14) Isago T, Nozaki M, Kikuchi Y, et al : Skin graft fixation with negative-pressure dressings. J Dermatol 30 : 673-678, 2003
15) Armstrong DG, Lavery LA : Negative pressure wound therapy after partial diabetic foot amputation ; A multicenter, randomised controlled trial. Lancet 366 : 1740-1710, 2005
16) Gregor S, Maegele M, Sauerland S, et al : Negative pressure wound therapy ; A vacuum of evidence? Arch Surg 143 : 189-196, 2008
17) Reuler JB, Cooney TG : The pressure sore ; Pathophysiology and principals of management. Ann Intern Med 94 : 661-665, 1981
18) Witkowski JA, Parish LC : Histopathology of the decubitus ulcer. J Am Acad Dermatol 6 : 1014-1021, 1982

ABSTRACT

The Mechanisms of Action of Vacuum-assisted Closure Therapy

Tsukasa Isago, MD [*]

Negative pressure wound therapy (NPWT) stimulates granulation and skin formation on tissue-deficient wounds by applying continuous or intermittent negative pressure. In 1997, Argenta et al, developed a vacuum-assisted closure device (V.A.C. ; KCI International, San Antonio, TX, USA) based on negative pressure for skin ulcers. They reported that the negative pressure dressing was effective for healing deep skin ulcers complicated by infections. We have confirmed the excellent therapeutic effect of the negative pressure dressing in 30 patients with decubitus or chronic ulcers complicated by infections in that it stimulated the granulation on skin ulcers and reduced their area. The major mechanisms of action proposed for the NPWT include : 1. drawing the wound edges together ; 2. changes in wound biochemistry and systemic response ; 3. response of the tissue around the wound to a mechanical force. Further study is required to evaluate the therapeutic effects of the NPWT.

[*] *Department of Plastic and Reconstructive Surgery, Tokyo Women's Medical University, Yachiyo Medical Center, Chiba 276-0046*

経験

日本における V.A.C.ATS® 治療システムの治験成績[†]

波利井清紀*　大浦武彦**

Key words：V.A.C.ATS® 治療システム　局所陰圧閉鎖療法　NPWT　VAC

はじめに

局所陰圧閉鎖療法（negative pressure wound therapy，以下 NPWT と略す）専用に用いる医療機器である V.A.C.ATS® 治療システム（KCI 社製，米国；以下，V.A.C.® システム）は，米国で15年前より発売され欧米諸国において広く普及し，現在までにその有用性は多数報告されている[1~5]。

わが国においては，2009年11月2日付で厚生労働省の医療機器製造販売承認（新医療機器，医療用品4-整形用品，一般名称：陰圧創傷治療システム，販売名：V.A.C.ATS® 治療システム）が得られ，2010年4月には健康保険収載され，欧米同様にその普及が予想される。

わが国での薬事承認を得るにあたり，われわれは，V.A.C.® システムによる治療の必要性が特に高いと考えられる，難治性の外傷性創傷，複雑性裂開創，術後創傷などを対象とした臨床治験を実施した。その結果，本システムの臨床的有効性と安全性を認めたので報告する。

[†] 2010年3月1日受領
　2010年3月16日掲載決定
*杏林大学医学部形成外科学教室
**医療法人廣仁会褥創・創傷治癒研究所

I. NPWT と V.A.C.® システムの開発

NPWT は，創傷を密封し陰圧を負荷することにより，創縁の引き寄せ（収縮），肉芽形成の促進，滲出液や感染性物質の除去などを図り，創傷治癒を促進する物理療法の1つである。歴史的には，1987年，Sumpio ら[6] が可変性ボトムティッシュ培養プレートを用いて，*in vivo* において物理的外力の影響を受けて細胞増殖および蛋白生成が促進されるというメカニズムを実験的に証明した。その後，臨床では，1993年，Fleischmann ら[7] が15例の開放性骨折に対して閉鎖環境下で陰圧を負荷する治療を行った結果，肉芽形成が促進したことを報告している。

一方，Morykwas と Argenta らは米国 KCI 社と共同で，NPWT を行う専用の医療機器として V.A.C.® システムの開発を始めた。そして，V.A.C.® システムを使用した基礎試験の結果，創傷の血流および肉芽形成率の増加と，細菌数が減少したことを報告し[1]，また，300例の創傷治療（うち慢性は175例）を行い，V.A.C.® システムが慢性創傷，難治性潰瘍に対しても有用な治療手段であることを示した[2]。

そして，米国では V.A.C.® システムの旧型である V.A.C.® Classic System が1995年（V.A.C. ATS® システムは2003年）に米国 FDA の認

可を受け，臨床使用が開始されている。さらに，Argentaらの報告以外にも，NPWTの臨床における有効性が多数報告されるようになった[3)～5)]。

また，近年では，作用機序の1つとして，V.A.C.®フォームを通じて陰圧を負荷することで創傷表面に微小変形が生じ，細胞への応力負荷によって血管新生と細胞増殖が促進することも報告されている[8)]。

以上のように，海外でのV.A.C.®システムを中心とするNPWTの有効性が多数報告されていることを受け，わが国でもその概念が普及し有用性が報告されるようになった[9)～15)]。しかし，厚生労働省の医療機器薬事承認を受けた専用の機器がなかったため，各施設で入手可能な材料を用いて自作でNPWTが実施されてきた背景がある[12)～15)]。このような自作の方法でも一定の治療効果は得られたが，安全で効果的にNPWTを実施できるV.A.C.®システムの導入が臨床的に必要とされたため，臨床治験を実施し正式に厚生労働省の医療機器製造販売承認を申請する計画が立てられた。なお，V.A.C.®は，Vacuum-Assisted Closureの頭文字を取ったKCI社の商標である。

II．治験の概要と方法

1．治験名と治験目的

2006年4月，独立行政法人医薬品医療機器総合機構（PMDA）における治験前相談を実施し，同年11月17日，複雑性（開放性）創傷を対象としたNPWT-001創傷治療システムの多施設共同による既存対照試験の申請が受理された。

本治験は，V.A.C.®システム（NPWT-001）の有効性を，同様の創傷における過去の治療（既存治療）と比較検討し，臨床的にその有用性を確認し，安全性を実証する目的で行われた。

2．治験デザイン

本治験は急性および亜急性の複雑性・難治性の創傷を対象とした。当初，本治験は無作為化比較試験で行うことを計画したが，①V.A.C.®システムを使用することで，創傷の改善が期待できる症例を対照群に割り付けた際に，患者（家族）の同意取得が困難であると予想されること，②同じ条件で比較できる創傷の症例が少ない，などの理由により，無作為化比較試験の実施は困難であると判断された。そのため，治験は多施設共同による既存対照試験とし，過去の治療成績を既存対照群（ヒストリカルコントロール）として設定し，V.A.C.®システムによる治療群（以下，V.A.C.®群）と比較検討することにした。なお，既存対照群は，治験の選択基準と同様の選定を行い，過去2年間のカルテを遡及的（後ろ向き）に調査したものとした。

V.A.C.®群の治療は，創傷の治癒閉鎖あるいは，簡単な手術（植皮や縫合など）による二次閉鎖が可能と判断されるまで，もしくは定められた治療期間（最長11週間，77日間）が完了するまで行われた。治験の除外基準として，当該箇所に悪性腫瘍，壊死骨のある骨髄炎，縦隔炎がある症例，膠原病，出血傾向の症例などを設定した。併用療法として，V.A.C.®システム以外の創傷治療を目的とした医療機器・医薬品の使用を原則として禁止した。

3．機器と使用方法

V.A.C.®システムは，管理された陰圧を発生させる陰圧維持管理装置（V.A.C.ATS®）と，その他のディスポーザブル製品として，創傷を被覆するポリウレタン製フォーム材（2種類），創傷を閉鎖するドレープ，吸引孔と吸引圧検出孔を有する連結チューブ（T.R.A.C.™パッド），滲出液を貯留するキャニスターなどで構成される（図1）。

① 陰圧維持管理装置：V.A.C.ATS®
⑥ V.A.C.® キャニスター（滲出液貯留容器）
② V.A.C.® グラニューフォーム
④ V.A.C.® ドレープ
⑤ 連結チューブ（T.R.A.C.™ パッド）
③ V.A.C.® ホワイトフォーム

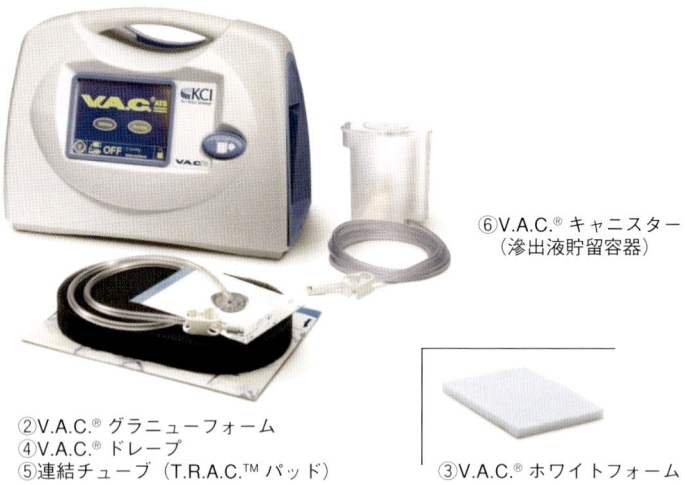

（a）機器の構成

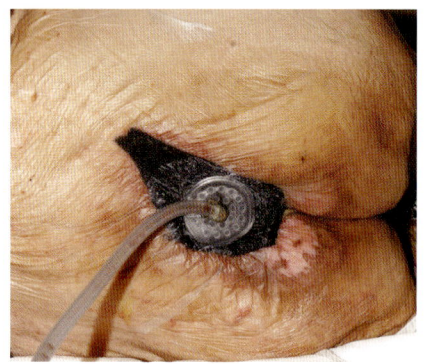

（b）装着中の状態

図1　V.A.C.ATS® 治療システム

　創傷の形状に裁断したフォームを創傷部へ置き，フィルムドレープで被覆して閉鎖環境を形成する。ドレープの一部に孔を開けて連結チューブを設置し，陰圧維持管理装置に設置したキャニスターのチューブと接続する。陰圧維持管理装置が，創傷部の陰圧をモニタリング（フィードバックコントロール機能）して管理された吸引圧を負荷する。

　本治験では，米国KCI社で発行されている「V.A.C.® Therapy Clinical Guidelines」に基づく治療を行った。最初の2週間は原則2日ごとにドレッシング交換を実施し，以降は3回/週以上実施した。感染症が疑われる場合は，回復または軽快するまで原則12時間ごとにドレッシング交換を行った。

III. 対　象

　V.A.C.® 群の治験期間は2006年12月から2007年12月の1年間であった。対象疾患は，複雑性（開放性）創傷の中で，急性創傷，亜急性創傷または裂開創傷を含む外傷性創傷，あるいは術後創傷（潰瘍）とした。なお，複雑性（開放性）創傷の定義は教科書的にはな

表1 治験実施医療機関および実施責任医師

実施医療機関の名称	診療科	治験責任医師
杏林大学医学部	形成外科	波利井清紀
東京女子医科大学	形成外科	野﨑幹弘
金沢医科大学	形成外科	川上重彦
川崎医科大学	形成外科	森口隆彦
帝京大学医学部	形成外科	平林慎一
自治医科大学	形成外科	菅原康志
埼玉医科大学	形成外科	中塚貴志
岩手医科大学附属病院	形成外科	小林誠一郎
日本大学板橋病院	形成外科	佐々木健司
東京女子医科大学東医療センター	形成外科	仲沢弘明
静岡済生会病院	形成外科	松岡 伯

治験総括医師
　　医学相談家：北海道大学名誉教授　大浦武彦
　　治験調整医師：杏林大学医学部教授　波利井清紀

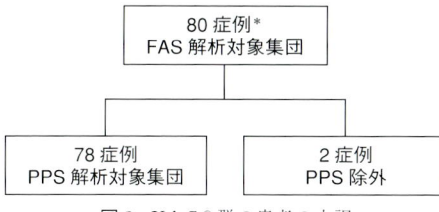

図2　V.A.C.® 群の患者の内訳
複雑性（開放性）創傷で，急性創傷，亜急性創傷または裂開創傷を含む外傷性創傷，あるいは術後創傷（潰瘍）として，選択基準を満たした患者80症例．
*事前登録の撤回1症例を除く（治験医療機器『陰圧創傷治療システム』の適用前における同意撤回1症例は，登録被験者とはしないため，治験機器治療を開始しなかった被験者はいなかった）．
FAS：Full Analysis Set，PPS：Per Protcol Set

かったので，本治験では創に感染・壊死などがあり容易に閉鎖できない創傷で，急性創傷と亜急性創傷があると定義した．対象疾患に褥瘡などの慢性創傷を加えなかったのは，慢性創傷の定義が定まっておらず，その種類や病因・病態も多岐に渡るため分析が難しいと判断したためである．

治験実施施設は11施設（表1）で，NPWT-001創傷治療システム（V.A.C.®システム）による治療期間は最長11週間（77日間），症例数は80症例（患者）とした．なお，対象患者は，20歳以上から75歳以下（平均46.5歳），男性58人，女性22人であった．

IV．評価項目

評価項目は，二次（閉鎖）治癒または比較的簡単な手術手技（植皮，縫合など）による二次閉鎖が可能と判断されるまでの時間（日数）とした．

V．結　果

患者の内訳は，V.A.C.® 群 FAS 80例（PPS 78例），既存対照群 FAS 127例（PPS 113例）であった（図2，表2）．V.A.C.® 群と既存対照群の「閉鎖日数」について，治験群（N＝80）および既存対照群（N＝127）を比較するため，各群にカプラン・マイヤー法で生存時間曲線（以下，「創傷閉鎖率曲線」）を求め，2群の曲線間の差の有無を Log-rank 検定を用いて解析を行った（図3）．

V.A.C.® 群（n＝80）の創傷閉鎖日数（注1）が平均値17.7日であったのに対し，既存対照群（n＝127）の創傷閉鎖日数（実日数：注2）は63.5日であった．評価項目の違いを考慮しても，V.A.C.® 群の治癒期間は既存対照群に比して有意に短縮した（p＜0.001）．ま

表2 V.A.C.® 群と既存対照群の閉鎖日数（記述統計量）

解析対象集団	統計量	V.A.C.® 群 創傷大分類			既存対照群 創傷大分類		
		外傷性創傷	術後創傷	全体	外傷性創傷	術後創傷	全体
FAS	N	30	50	80	75	52	127
	平均*	13.2	20.4	17.7	60.4	68	63.5
	標準偏差*	8.1	14.9	13.2	97.4	46.7	80.4
	中央値	11	15.5	15	33	51	39
PPS	N	30	48	78	67	46	113
	平均*	13.2	18.8	16.6	58.3	66.3	61.7
	標準偏差*	8.1	12.3	11.2	90.1	45.9	75.1
	中央値	11	15	14.5	33	48.5	41

*打ち切り症例の閉鎖日数は最長調査期間77日として計算した。

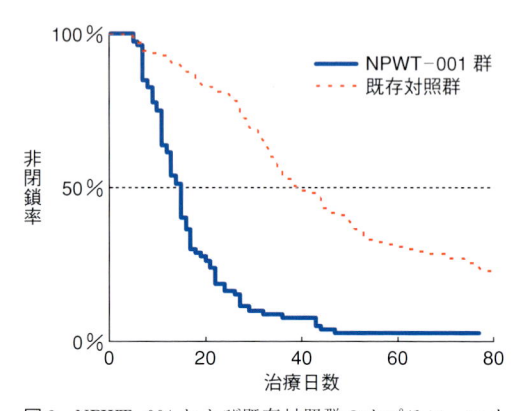

図3 NPWT-001 および既存対照群のカプラン・マイヤー法による創傷閉鎖率曲線
FAS：V.A.C.® 群（N=80）vs. 既存対照群（N=127）
Log-rank 検定　P＜0.001***　χ^2=90.662

た，中央値では，V.A.C.® 群（n=80）の創傷閉鎖日数が15日，既存対照群（n=127）の創傷閉鎖日数（実日数）が39日で，V.A.C.® 群の閉鎖日数の方が既存対照群より24日短縮した成績が得られた。これにより統計的に有意差があり（p＜0.001），創傷治癒が促進することが明らかとなった。

さらに，V.A.C.® システムを用いた局所陰圧閉鎖療法を行う必要性の高い「外傷性裂開創」，「四肢切断創（術後開放創）」，「術後開放創」，「皮膚欠損創」，「縫合後の離開創」について，V.A.C.® 群および既存対照群の全症

（注1）V.A.C.® 群の創傷閉鎖日数：V.A.C.® 群の主要評価項目は，閉鎖治癒または比較的簡単な手術手技（植皮，縫合など）による閉鎖が可能と判断されるまでの日数（創傷閉鎖日数）で，実際に V.A.C.® システムを使用した日数である。
（注2）既存対照群の創傷閉鎖日数：カルテによる遡及的調査で得た，過去に行われた従来の治療による創傷閉鎖日数で，創傷が実際に閉鎖した日までの日数である。カルテ群では，V.A.C.® 群の評価項目として設定した「創傷閉鎖判断日」の情報を得ることが困難であったため，実際に創傷が閉鎖したと記載されている日数（実日数）とした。遡及期間は2年間であった。

表3　5疾患における治療期間（平均値）

	外傷性裂開創	四肢切断創	術後開放創	皮膚欠損創	縫合後離開創
V.A.C.® 群 閉鎖日数（日）	13.4 (n=14)	25.6 (n=5)	21.1 (n=8)	16.6 (n=32)	12.6 (n=7)
カルテ調査群 実閉鎖日数（日）	33.4 (n=17)	70.6 (n=5)	89.7 (n=6)	67.8 (n=25)	48.8 (n=5)

例の中で該当する症例を層別解析し，V.A.C.®システムの有効性を検討した。V.A.C.®群の治療期間は，二次（閉鎖）治癒または簡単な手技で二次閉鎖が可能となるまでの期間であり，実際に創傷が閉鎖した時点は対象期間に含まれないこともあった。V.A.C.®群の閉鎖日数および既存対照群における実際に創傷が閉鎖するまでの日数（以下「実閉鎖日数」）は，対象として挙げた5疾患では既存対照群に比べてV.A.C.®群の方が短縮が顕著であった（表3）。しかし，外傷性裂開創では他の4疾患と比べて治療期間の差が小さかった。症例には，骨・腱の露出した創傷が多く含まれていたが，臨床写真からも創傷の肉芽形成は顕著に認められた。

なお，四肢切断創ではV.A.C.®群でも他の4疾患に比べて治癒がやや長期化している傾向が見られた。しかし，糖尿病性壊疽では，内因性の血流障害が切断創における肉芽組織形成に影響を与えていると考えられ，V.A.C.®群と既存対照群の閉鎖日数の差から見ても，V.A.C.®群が有効であると考えられた。

VI. 考　察

V.A.C.®群と既存対照群では，有効性の評価基準が異なるが，簡単な手技により創傷閉鎖が可能と判断される日数と実際に創傷が閉鎖するまでの日数との差を最長2週間程度と考えても，V.A.C.®群の閉鎖期間の短縮はそれを上回っていた。したがって，V.A.C.®システムを用いた局所陰圧閉鎖療法を施行した場合，創傷の閉鎖が既存療法に比べて有意に短縮されると判断された。

難治性創傷へV.A.C.®システムを使用することにより，既存の方法では治癒までに長期間を要した難治性創傷の治療日数の短縮，治療にかかる費用の減少が予想される。また，良好な肉芽形成の促進により，従来は皮弁術など侵襲の高い手術を実施していた症例に対しても，より侵襲の少ない植皮術や縫合，または二次治癒による閉鎖への移行や，創床の状態を整えることにより（創底管理：wound bed preparation），植皮の生着率向上などが期待できる。

安全性については，治験症例（V.A.C.®群）において発現した有害事象の一覧を示した（表4）。治験期間中に発現した重篤な有害事象は80症例中3例（3.8％）であったが，死亡例はなかった。1例（1.3％）は，最終的に「probable toxic shock syndrome (P.TSS)」と診断された症例で，本システムとの因果関係は不明と判断された。本症例は治験を中止して経過観察となり，その後，症状は回復した。他の2例は心筋梗塞および高血圧性脳出血で，V.A.C.®システムとの因果関係は否定されている。したがって，因果関係があると判断された「死亡」や「生命を脅かす重篤な」有害事象の発現はなかった。

その他の有害事象は以下に述べる。

1. 疼　痛

最も多く報告された有害事象は疼痛であった（80例中16例：20％）。発生要因は，創傷自体の疼痛，治療中に発症したものおよびフォーム除去・交換時に発現したもので，多くは軽度であり，鎮痛剤内服などの処置によりコントロール可能であった。疼痛の判定

表4 有害事象一覧

事象	因果関係（件数） なし	因果関係（件数） あり・不明	計
心臓障害	2		2
疼痛		8	8
医療機器による疼痛		1	1
処置による疼痛		7	7
医療機器部位反応		1	1
発熱		1	1
ブドウ球菌性毒素		1	1
ショック症候群		1	1
医療機器不具合		1	1
尿蛋白		1	1
脳出血	1		1
皮膚炎		2	2
接触性皮膚炎		1	1
湿疹		2	2
搔痒症		4	4
発赤		1	1
計	3	31	34

は，その因子が個人差も含め多種多様にわたるため非常に難しいが，ドレッシング交換などの処置時に発現する疼痛は，本システムの使用に限らず，開放性創傷の治療には必然的なものであるため，適切な鎮痛処置を行う必要がある。

2．感染症

治験中に創傷感染（疑い）になった症例は，80例中10例（12.5％）で，これらは，1例を除きすべて感染疑いもしくはコロナイゼーションの所見であった（1例はP.TSSと診断された重篤な有害事象の症例）。

3．その他

その他，海外では出血による死亡例や重篤な有害事象が報告されているため，本治験では出血について特に留意した。V.A.C.®システムを効果的に使用するためには，使用前に創面のデブリードマンを実施して新鮮化を図ることが重要であるが，デブリードマンを実施した際には確実な止血処置を行い，十分な観察と管理の下にV.A.C.®システムの使用を開始することを徹底した。これにより，当初危惧された出血の有害事象を回避することができた。

以上のように，V.A.C.®システムの使用方法，安全性情報を熟知して適正に使用することで，有害事象の発生リスクを低減することは十分可能であると考えられる。

まとめ

2010年4月の健康保険診療報酬改定で「局所陰圧閉鎖処置」が新設された。創傷部へ使用するポリウレタン製フォーム材は，特定保険医療材料（局所陰圧閉鎖処置用材料）として収載された（フォーム材以外は技術料に包括）。これは薬事法上，「陰圧創傷治療システム」として認可を受けた機器を使用した場合のみ算定できることになっている（平成22年3月5日保医発0305第8号）。現在わが国において陰圧創傷治療システムとして認可され，保険診療で局所陰圧閉鎖処置を算定することができるのはKCI社のV.A.C.®システムのみである。今後，創傷治癒の促進，医療コストの削減，患者のQOL向上が期待できる本療法は，難治性創傷の一般的な治療法として普及することが予想されるので，今回11施設で行われたV.A.C.®システムの臨床治験（NPWT-001）の成績を紹介した。

本論文の作成にあたって，多大なるご協力を頂いたKCI社　福澤夢佳氏（学術部，保険・償還価格担当課長代理）に深謝の意を表する。

引用文献

1) Morykwas MJ, Argenta LC, Shelton-Brown EI, et al : Vacuum-assisted closure ; A new method for wound control and treatment ; Animal studies and basic foundation. Ann Plast Surg 38 : 553-562, 1997
2) Argenta LC, Morykwas MJ : Vacuum-assisted

closure ; A new method for wound control and treatment ; Clinical experience. Ann Plast Surg 38 : 563-576, 1997
3) Joseph E, Hamori CA, Bergman S, et al : A prospective randomized trial of vacuum-assisted closure versus standard therapy of chronic nonhealing wounds. Wounds 12 : 60-67, 2000
4) Armstrong DG, Lavery LA : Negative pressure wound therapy after partial diabetic foot amputation, a multicentre, randomised controlled trial. Lancet 366 : 1704-1710, 2005
5) Antony S, Terraza S : A retrospective study ; Clinical experience using vacuum-assisted closure in the treatment of wounds. J Natl Med Assoc 96 : 1073-1077, 2004
6) Sumpio BE, Banes AJ, Levin LG, et al : Mechanical stress stimulates aortic endothelial cells to proliferate. J Vasc Surg 6 : 252-256, 1987
7) Fleischmann W, Strecker W, Bombelli M, et al : Vakuumversiegelung zur Behandlung des Weichteilschadens bei offenen Frakturen. Unfallchirurg 96 : 488-492, 1993
8) Saxena V, Hwang CW, Huang S, et al : Vacuum-assisted closure ; Microdeformations of wounds and cell proliferation. Plast Reconstr Surg 114 : 1086-1096, 2004
9) 井砂司, 下田勝巳, 森田尚樹ほか：皮膚潰瘍に対する陰圧創傷閉鎖法の治療効果. 薬理と治療 30：311-317, 2002
10) 井砂司, 岩坂督, 野﨑幹弘：VAC療法の創傷治癒効果. PEPARS 16：31-36, 2007
11) 野村正, 寺師浩人, 辻依子ほか：巨大皮膚欠損症例に対するvacuum-assisted closureによる治療経験. 日形会誌 23：45-50, 2003
12) 本田耕一, 小山明彦, 鈴木祐一ほか：深い褥瘡に対するNegative-pressure dressing；在宅療養を視野に入れて. 褥瘡会誌 2：1-6, 2000
13) 舘正弘, 今井啓道, 鳥谷部荘八ほか：胸骨正中哆開創に対する陰圧閉鎖療法の検討. 日形会誌 26：365-370, 2006
14) 宮村卓, 寺師浩人, 辻依子ほか：代替VACシステム作成方法. 形成外科 48：68-71, 2005
15) 渡辺裕美, 大浦紀彦, 市岡滋ほか：難治性潰瘍に対する局所陰圧療法の臨床経験. 日形会誌 25：509-516, 2005

ABSTRACT

Results of Clinical Study of V.A.C.ATS® Therapy System in Japan

Kiyonori Harii, MD and Takehiko Ohura, MD***

"Negative Pressure Wound Therapy (NPWT)" was newly established as a reimbursement item by the Japanese medical health insurance system in April 2010. Polyurethane foam which is used for the wound portion was listed as a specified insurance medical material (a material for the closure treatment of NPWT) and the parts other than the foam such as the TRAC system, canister, etc. were included in the technical fee. This system can be applied to the reimbursement system in the case of using only the equipment that was approved as "NPWT" according to the Japanese Pharmaceutical Affairs Law.

At present, only the V.A.C.® system of KCI company has been approved as a NPWT System in Japan and the wound closure treatment by negative pressure is now covered by the medical insurance system. This therapy system from the study on this report is expected to show acceleration of wound healing, reduction of medical care costs and improvement of QOL for patients, and therefore, its popularization as a general treatment method for difficult-to-heal wounds is anticipated.

We, herewith, introduce the result of the clinical trial on the V.A.C.® system that was conducted at 11 investigational facilities.

Department of Plastic Surgery, Kyorin University, School of Medicine, Tokyo 181-8611
**Pressure Ulcer & Wound Healing Research Center, Kojin-kai, Sapporo 060-0063*

資料 3

V.A.C.ATS® 治療システムの健康保険給付

金沢医科大学形成外科　島田賢一

　V.A.C.ATS® 治療システムは2009年11月に医療機器製造販売承認（薬事承認）を受けた。その後2010年4月の診療報酬改訂においてJ003局所陰圧閉鎖処置（本機器を用いた陰圧閉鎖治療）が保険収載された。本システムの保険給付、関係する厚生労働省からの通知・告知をあげる。

表1　V.A.C.ATS® 治療システム-1

- 2009年11月2日付承認　新医療機器
- 類別：医療用品4　整形用品
- 一般的名称：陰圧創傷治療システム
- 販売名　　：V.A.C.ATS® 治療システム
- クラス分類：Ⅲ　特定保守管理：該当
- 使用目的、効能又は効果：適応疾患に対して、管理された陰圧を付加し、創の保護、肉芽形成の促進、滲出液と感染性老廃物の除去を図り、創傷治癒の促進を目的とする。

（薬事承認書より）

　2009年11月2日付でV.A.C.ATS® 治療システムとして薬事承認された。一般的名称が陰圧創傷治療システム、販売名がV.A.C.ATS® 治療システムと定義された。局所陰圧閉鎖処置においては、この陰圧創傷治療システム（V.A.C.ATS® 治療システム）を使用しなければ保険償還はされない。

表2　V.A.C.ATS® 治療システム-2

- 適応疾患：既存治療に奏効しない、或いは奏効しないと考えられる難治性創傷
- 禁忌：　　悪性腫瘍がある創傷
　　　　　　臓器と交通している瘻孔
　　　　　　髄液漏・消化管瘻・肺瘻など
　　　　　　壊死組織を除去していない創傷
- 以下の患者には特に出血に留意し、慎重に対応する。
　　出血する恐れのある患者
　　抗凝固薬又は血小板凝集抑制薬を投与されている患者
　　適用部位に止血薬を投与している患者
　　適用部位に臨床的感染（骨髄炎を含む）を有する患者
　　ASOやPADなど虚血性疾患に起因する創傷

（薬事承認書より）

　本システムはほとんど全ての難治性創傷に適応可能である。しかし、創底に重要臓器が近接する場合は注意が必要であり、禁忌となる場合がある。また、常時陰圧を負荷し吸引する機器の特性から創部からの出血には特に留意し慎重に対応する必要がある。

その他留意事項

　V.A.C.ATS® 治療システムで治療を行った場合、DPC算定病院においては本システムによる治療開始日以降、DPCから出来高による保険算定に変更となる。また本システムによる治療中に、なんらかの理由でいったん本システムの治療を中止しその後再開しても、中断期間の日数分を加算して総治療期間を延長することはできない。開始日から終了日まで、最大4週間の使用が可能である。

　最後に、本システムは創傷に対する治療に精通した専門医師のもと、医師が施行しなければならない。

表3 V.A.C.ATS®治療システムを使用した場合の診療報酬

①技術料／処置	②特定保険医療材料
J003局所陰圧閉鎖処置（創傷面積に応じて算定）	局所陰圧閉鎖処置用材料 ¥25／cm² （創傷面積に応じて算定）

構成品	保険
V.A.C.®グラニューフォーム※1 ※1 フォームは2日に1回（又は週に3回以上）交換	局所陰圧閉鎖処置材料で創面積に応じて算定
V.A.C.®キャニスター※2 V.A.C.®グラニューフォームキット内の連結チューブ V.A.C.®ドレープ ※2 キャニスターは週に1回、もしくは満杯になった時に交換	技術料に包括して評価

　J003局所陰圧閉鎖処置による算定に加えて、特定保健医療材料として交換日1回につき2,500～5,000円（創傷面積100～200cm²）が保険償還される。本システム本体レンタル料、ディスポーザブル製品は技術料に包括されるため別途購入する必要がある。

表4 V.A.C.ATS®治療システム（局所陰圧閉鎖処置）に関係する診療報酬点数

初回の点数	100cm²未満	100-200cm²未満	200cm²以上
初回の加算	1,690点	2,650点	3,300点
被覆材貼付	1,600点	1,680点	1,900点
初回処置の診療報酬総額	3,290点	4,330点	5,200点

2日目以降の点数	100cm²未満	100-200cm²未満	200cm²以上
1.被覆材を貼付した場合（交換をした日に算定）	1,600点	1,680点	1,900点
2.その他の場合（交換のない日に算定）	900点	900点	900点

　開始日は初回の加算を含め3,290～5,200点、2日目以降は、交換日は1,600～1,900点、交換のない観察日は900点が算定される。

表5 局所陰圧閉鎖処置を21日間実施した場合の診療報酬

点数	100cm²未満	100-200cm²未満	200cm²以上
初回の加算	1,690点	2,650点	3,300点
被覆材を貼付した日21日間で9回（週に3回）を想定	14,400点 (1,600×9)	15,120点 (1,680×9)	17,100点 (1,900×9)
ドレッシング交換のない日21日間で12回	10,800点 (900×12)	10,800点 (900×12)	10,800点 (900×12)
合計点数	26,890点	28,570点	31,200点

　局所陰圧閉鎖処置を3週間実施（一般的な交換パターン）した場合の診療報酬は26,890～31,200点となる。

表6 局所陰圧閉鎖処置の保険点数（平成22年4月改訂）

第9部　処置
J003局所陰圧閉鎖処置（1日につき）
1 被覆材を貼付した場合
　イ　100cm²未満　　　　　　　　　　　　1,600点
　ロ　100cm²以上200cm²未満　　　　　　　1,680点
　ハ　200cm²以上　　　　　　　　　　　　1,900点
　注　初回の貼付に限り、イにあっては1,690点を、ロにあっては2,650点を、ハにあっては3,300点を、それぞれ所定点数に加算する。
2 その他の場合　　　　　　　　　　　　　　900点

　2010年4月に新たに処置として保険収載されたのが、J003局所陰圧閉鎖処置である。これを適用するにあたり種々の告知・通知が出された。

表7　診療報酬の算定方法の一部改正に伴う実施上の留意事項について（通知）

別添1（医科点数表）
J003局所陰圧閉鎖処置（1日につき）
(1)「1」の被覆材を貼付した場合の「イ」から「ハ」に示す範囲は、局所陰圧閉鎖処置用材料で被覆すべき創傷面の広さをいう。
(2)部位数にかかわらず、1日につき、所定点数により算定する。
(3)「1」の各区分は、創が感染しており頻回の交換が必要である場合等を除き、原則として2日間連続して算定できない。なお、2日以上連続して算定する場合には、診療報酬明細書の摘要欄にその理由と医学的根拠を詳細に記載すること。
(4)局所陰圧閉鎖処置を算定する場合は、区分番号「J001－4」重度褥瘡処置及び区分番号「J053」皮膚科軟膏処置は併せて算定できない。区分番号「J000」創傷処置又は区分番号「J001」熱傷処置は併せて算定できるが、当該処置が対象とする創傷を重複して算定できない。
(5)局所陰圧閉鎖処置終了後に引き続き創傷部位の処置が必要な場合は、区分番号「J000」創傷処置により算定する。

（平成22年3月5日保医発0305第1号）

　局所陰圧閉鎖処置の実施に際しての留意事項が通知された。
- 処置の大きさは被覆すべき創傷面の広さで算定。
- 複数部位でも1日1回の算定。
- 最大2日に1回の交換が可能。毎日交換する場合にはレセプト上に付記が必要。
- 重度褥瘡処置、皮膚科軟膏処置は同時算定不可。創傷処置、熱傷処置は同時算定可能（同一部位の算定は不可）。

表8　特定保険医療材料の定義について（通知）

159　局所陰圧閉鎖処置用材料
定義
次のいずれにも該当すること。
(1)薬事法上承認又は認証上、類別が「医療用品(4)整形用品」であって、一般的名称が「陰圧創傷治療システム」であること。
(2)創傷を密封し、陰圧を付加することにより、肉芽形成の促進及び滲出液と感染性老廃物の除去等、創傷治癒が促進されるものであること。

（平成22年3月5日保医発0305第8号）

　J003で使用する局所陰圧閉鎖処置用材料について通知された。
　本材料は一般的名称が陰圧創傷治療システムとされるものである。これは現時点では2009年11月に薬事承認されたV.A.C.ATS®治療システムのみしか存在しないため、この材料を使用することでのみ保険償還が可能である。

表9　特定保険医療材料の材料価格算定に関する留意事項について（通知）

3　在宅医療の部以外の部に規定する特定保険医療材料（フィルムを除く）に係る取扱い
(84)局所陰圧閉鎖処置用材料
ア　局所陰圧閉鎖処置用材料は以下の場合にのみ算定できる。
　　a　外傷性裂開創（一次閉鎖が不可能なもの）
　　b　外科手術後離開創・開放創
　　c　四肢切断端開放創
　　d　デブリードマン後皮膚欠損創
イ　主として創面保護を目的とする被覆材の費用は、当該材料を使用する手技料の所定点数に含まれ、別に算定できない。
ウ　局所陰圧閉鎖処置用材料は局所陰圧閉鎖処置開始日より3週間を標準として算定できる。特に必要と認められる場合については4週間を限度として算定できる。3週間を超えて算定した場合は、診療報酬明細書の摘要欄にその理由及び医学的な根拠を詳細に記載すること。
エ　局所陰圧閉鎖処置用材料を使用した場合は、処置開始日を診療報酬明細書の摘要欄に記載すること。

（平成22年3月5日保医発0305第5号）

　局所陰圧閉鎖処置用材料を用いた場合の適用疾患について通知された。
　本材料は、以下に適用される。
a　外傷性裂開創（一次閉鎖が不可能なもの）
b　外科手術後離開創・開放創
c　四肢切断端開放創
d　デブリードマン後皮膚欠損創
　本通知と薬事承認時の適応（既存の治療に奏効しない、あるいは奏効しないと考えられる難治性創傷）を考慮し使用決定する必要がある。既存の治療で奏効しない創傷（褥瘡、下腿潰瘍など）に対してデブリードマンを行えば、デブリードマン後皮膚欠損創として局所陰圧閉鎖処置を適用することが可能である。創面や創周囲の保護のために用いる創傷被覆材など（ハイドロコロイドなど）は算定できない。通常は3週間適用可能であるが、最大4週間まで延長可能である。この際は診療報酬明細書の摘要欄に医学的必要性について詳記する。

表10　特定保険医療材料及びその材料価格（材料価格基準）の一部を改正する件（告示）

Ⅱ　医科点数表の第2章第3部、第4部、第6部、第9部、第10部及び第11部に規定する特定保険医療材料（フィルムを除く。）及びその材料価格

159　局所陰圧閉鎖処置用材料　　1cm^{2}当たり25円

平成22年厚生労働省告示第71号

　材料価格についての告知。
　フォームの価格は1cm^{2}あたり25円とされた（参考：皮膚欠損用創傷被覆剤は筋・骨に至る創傷用が1cm^{2}あたり30円）。100cm^{2}で2,500円の算定である。

表11　事務連絡　平成22年3月29日疑義解釈（その1）

問143　局所陰圧閉鎖処置の算定に当たっては、何か特殊な機器を利用している必要があるのか。

（答）　特定保険医療材料の局所陰圧閉鎖処置用材料を使用していなければ算定できない。

　2010年3月29日発令の局所陰圧閉鎖処置に関する疑義解釈。
　本処置を算定するには局所陰圧閉鎖処置用材料を使用しなければならないとする疑義解釈が通知された。現時点でこの材料に該当するのはV.A.C.ATS®治療システムのみであり、既存の材料（創傷被覆材など）を用いた自作の陰圧閉鎖療法では算定できない。

資料 4

V.A.C.ATS® 治療システムに寄せられた Q & A

杏林大学医学部形成外科　大浦紀彦

適　応

Q1　適応疾患は何でしょうか？

A　薬事上の適応疾患は、「既存治療に奏功しない、或いは奏功しないと考えられる難治性創傷」です。
　　保険上の適応疾患は、以下の4項目です。
　　　a　外傷性裂開創（一次閉鎖が不可能なもの）
　　　b　外科手術後離開創・開放創
　　　c　四肢切断端開放創
　　　d　デブリードマン後皮膚欠損創　　→ 資料3　表9 参照

Q2　胸骨髄炎・縦隔炎に使用したいのですが、可能でしょうか？

A　下降性縦隔炎、心嚢、心臓、グラフト血管が露出しているような症例は禁忌です。
　　胸骨髄炎においては、腐骨をデブリードマンしたのち感染がある程度制御された、止血を確認できた症例などが適応となります。

Q3　熱傷患者に使用可能でしょうか？

A　使用可能です。
　　臨床上は、減張切開後の創傷、骨露出、腱の露出症例は適応となります。
　　薬事上は、「急性熱傷患者には慎重に使用すること」と記載がありますが禁忌ではありません。
　　保険上は、熱傷という傷病名のみの記載では、算定ができない可能性があります。外科手術後離開創・開放創、四肢切断端開放創、デブリードマン後皮膚欠損創などいずれかの傷病名の記載が必要になります。

Q4 白血病やリンパ腫がある場合、使用可能でしょうか？

A 使用可能です。

　白血病やリンパ腫などの「血液の腫瘍疾患」に対するV.A.C.ATS®治療システム使用については、適応となる創傷の部位には腫瘍はないと考えられるため禁忌とはなりません。したがって医師が創傷に対して効果があると判断する場合、使用可能です。

Q5 感染創に使用できますか？

A 基本的に、使用できません。

　V.A.C.ATS®治療システムは、創傷を密閉して陰圧を加えるため、感染を増悪させる危険性があります。発熱や排膿を認めるような明らかに感染をしている創傷には使用は避けるべきです。

　特に壊死組織が残存する創傷では、抗菌性の外用剤などを使用し、感染を制御してから使用することを推奨いたします。本システムは、感染治療を目的とした装置ではありません。

Q6 出血のある創傷に使用できますか？

A 出血のある創傷には使用できません。

　手術直後からV.A.C.ATS®治療システムを装着するのではなく、1～2日経過してから出血がないことを確認後に装着することを推奨します。

　一方で、止血が十分なされていても、静脈グラフト、人工血管、大血管や心臓に直接本システムの陰圧が負荷されるように装着することは禁忌事項です。この場合は、皮弁形成術や大網移植術などによって直接的な陰圧負荷を回避する工夫を行ったうえで使用するのが安全です。

　また、その際も、出血に十分対応できる準備が必要です。

Q7 下肢潰瘍・壊疽症例において血流評価は必要でしょうか？

A 必要です。

　重症下肢虚血などの血流が乏しい創傷においては、血行再建が第1選択となります。虚血組織においては、血行再建を行わずにV.A.C.ATS®治療システムを装着しても、創傷治癒機転が働かず肉芽形成が得られません。したがってまず、重症下肢虚血でないかどうか評価する必要があります。

使用方法

Q8 V.A.C.ATS®治療システムのフォーム以外のフォームやスポンジを使用できますか？
V.A.C.ATS®治療システムのドレープ以外のフィルム材を使用できますか？
創傷被覆材を使用できますか？

A 使用しても、保険点数を請求することはできません。

　V.A.C.ATS®治療システムに付属するディスポーザブル製品を使用し、システム全体として治験を行い、そのシステム全体についての薬事承認および局所陰圧閉鎖処置として健康保険の給付が認められています。

　したがって、創面の保護、周囲の皮膚保護の目的を除いて、本治療システムに付属しない医療材料、創傷被覆材、物品を用いて類似のシステムを使用した場合、保険点数を請求することはできません。

　なお、治療上必要と医師が判断した場合は、医療材料、創傷被覆材、物品の併用は可能ですが、これらの材料についても保険点数を請求できません。

Q9 両大転子部の褥瘡例に対して
ブリッジングして使用するべきでしょうか、左右をそれぞれ分けて行うべきでしょうか？　また、左右を分ける場合は、それぞれを2週間ずつ使用して合計4週間使用するのでしょうか。
多くの創傷を認める症例に対してはどのように使用するのでしょうか？

A 大きな褥瘡、ポケットのある褥瘡1つだけに対して4週間の使用を推奨します。

　2つ以上の褥瘡を認める場合には、最も大きな褥瘡か、ポケットを認める褥瘡にV.A.C.ATS®治療システムを使用するのが現実的です。その他の褥瘡には、既存の治療を行うことになります。

　保険算定においては、創傷の数が多くても1つの創傷に対する所定点数で算定することになっているので、技術料×創傷個数での請求はできません。

　本システムを2台使用する場合、ケーシーアイ社から提供を受けることはでき

ますが、レンタル料が2台分発生してしまいます。保険上では1症例につき1台分のレンタル料しか算定されませんので、現実的ではありません。

Q10 V.A.C.ATS®治療システムを使用中の患者の入浴・シャワー浴はどのように行ったらよいでしょうか？

A 2つの考え方があります。
1) V.A.C.ATS®治療システムを交換する日に、フォーム材とドレープなどのすべてを除去し、創傷を露出させ、そのままシャワー浴を行い、創傷も石けんなどで洗浄し、その後、フォーム材を装着する。
2) ビニールなどで防水処理をしたうえでシャワー浴を行う。

　　2)について、創外固定をしている四肢などの創傷に対するシャワー洗浄が適応とならない場合、V.A.C.ATS®治療システムのドレープの機能は、シャワーや入浴時の防水、機密性までは保証されていません。

Q11 看護師がドレッシング交換を行うことは可能でしょうか？

A 原則的には医師が使用することが義務づけられていますが、管理については医師の指示のもと、各施設の基準で実施して構いません。
　V.A.C.ATS®治療システムは医師が使用するものとして薬事承認を得ているため、原則的には医師が使用することが義務づけられています。
　PMDA（独立行政法人 医薬品医療機器総合機構）の審査報告書にも、安全性を確保するため医師が使用することが明記されています。

Q12 V.A.C.ATS®治療システムの本体を購入できますか？

A 販売はされていません。
　レンタルのみの扱いです。

保　険

Q13 V.A.C.ATS®治療システムはDPC（診断群分類別包括制度）に含まれますか？

A 新規収載の技術はDPCに包括されません。
　現時点ではV.A.C.ATS®治療システムだけでなく入院も含めてすべての治療において出来高算定となります。

Q14 V.A.C.ATS®治療システム以外の市販システムや自作のシステムを用いて局所陰圧閉鎖療法を実施した場合でも、局所陰圧閉鎖処置料を算定できますか？

A 算定できません。
　新規に保険収載された「局所陰圧閉鎖処置」を算定する際に使用できる医療機器は、薬事上「陰圧創傷治療システム」の承認を受けた機器のみです。
　2011年現在、薬事承認を受けた製品はケーシーアイ社のV.A.C.ATS®治療システムのみです。➡資料3　表11参照

Q15 「医科診療報酬点数表の処置、J003 局所陰圧閉鎖処置2 その他の場合　900点」とは何のことでしょうか？

A フォーム交換がない日で、システムが装着されている日には、900点を算定できます。
　V.A.C.ATS®治療システムの交換がない日で（原則として2日に1回の交換）、創傷にシステムが装着されている日には、900点を算定できます。

Q16 V.A.C.ATS®治療システムを使用したい場合、自費での使用は可能でしょうか？

A 自費での診療は可能です。しかし混合診療の可能性が残ります。
　薬事承認を受けている機器ですので、自費で使用すること自体は、病院が認めるのであれば問題ありません。
　実際には、V.A.C.ATS®治療システムを自費で使用した場合、混合診療は原則禁止なので、入院費やその他の診療費もすべて自費診療となります。

Q17
治療費を抑える目的で、入院期間を短くするため外来通院でのフォーム交換とし、自宅でV.A.C.ATS®治療システム管理を行うことは可能でしょうか？

A
できません。
　保険上では在宅・外来でのV.A.C.ATS®治療システムの使用は認められていません。

Q18
V.A.C.ATS®治療システムを使用中、感染があると判断して休止した場合、保険上の使用期間をどのように計算するのでしょうか？
4週間以上V.A.C.ATS®治療システムを使用した場合には、保険請求が可能でしょうか？

A
使用開始日から計算しますので、途中に休止日があっても、算定期間は変わりません。4週間以上使用しても、保険請求は4週間ぶんしか算定できません。
　算定期間は治療の累積日数ではなく、開始日から休止した日数も含めて数えます。実際に4週間以上使用した場合でも、保険上最長4週間までとされているため、4週間ぶんしか算定できません。
　また、3週間以上使用した場合には、診療報酬明細の摘要欄にその理由と医学的な根拠を詳細に記載することが必要です。➡ 資料3 表9-ウ 参照

索 引

和 文

【あ行】

亜急性創傷 — 2
悪性腫瘍 — 53, 67
浅い潰瘍 — 53
浅い褥瘡 — 48
圧迫療法 — 56
陰圧125mmHg — 82
　　　50〜200mmHg — 14
　　　75〜100mmHg — 43
陰圧維持管理装置 — 14
蛆 — 5
エアリーク（空気漏れ） — 16, 18, 24, 49, 63, 83, 86, 91
壊疽 — 57
応力負荷 — 10
置き忘れ — 82

【か行】

外傷 — 34
開放創 — 66
下肢潰瘍 — 53
合併症 — 78
間欠モード — 79
感染（創） — 6, 48, 62, 81, 84
感染熱傷創 — 2
機械的・物理的療法 — 5
義歯安定剤 — 86
キャニスター — 14, 15, 65
急性創傷 — 2
胸骨 — 73
胸骨断端 — 76
胸骨離開部 — 74
胸部難治性潰瘍 — 73, 76
局所陰圧閉鎖処置 — 8, 9
局所陰圧閉鎖療法 — 8
局所陰圧閉鎖療法の歴史 — 9
虚血性潰瘍 — 57
グラニューフォーム — 15
クランプ — 20
経皮酸素分圧 — 61
外科的デブリードマン — 5
外科離開創 — 66
血流 — 61
肛門 — 50
後療法 — 56
骨露出 — 48

【さ行】

サンドイッチテクニック — 29
自己融解・化学的デブリードマン — 5
四肢開放創 — 34

湿潤環境維持 — 6, 11
縦隔洞炎 — 73
銃創 — 28
出血 — 65, 76, 79
消化管穿孔 — 72
小趾内反 — 62
静脈うっ滞性（皮膚）潰瘍 — 2, 53
静脈瘤 — 56
褥瘡 — 2, 16, 47, 82
褥瘡対策 — 52
植皮 — 46
植皮術 — 42
人工血管 — 73
滲出液 — 11
新鮮外傷創 — 28
深達性熱傷 — 28
伸展張力 — 10
心嚢 — 73
心破裂 — 76
ステロイド含有軟膏 — 81
スポンジ — 86
ずり応力 — 10
ずれ力 — 42
生物学的デブリードマン — 5
生理食塩水 — 87
接触性皮膚炎 — 26, 72, 81
仙骨部 — 47, 49
全層植皮 — 41
創縁 — 7
創感染症 — 2
創周囲 — 7
創収縮効果 — 10
創傷 — 2
創傷血流 — 11
創傷治癒促進因子 — 4
創傷表面の微小変形による効果 — 10
創洗浄 — 6
創内持続陰圧洗浄療法 — 84
足蹠 — 41

【た行】

大転子部 — 47
大量出血 — 56
弾性ストッキング — 56
弾性包帯 — 56
貼付痕 — 26
鎮痛剤（薬） — 59, 79
デグロービング損傷 — 28
手作りNPWT — 9, 16
デブリードマン — 5

殿裂部	49	腹膜欠損創	72
疼痛	16, 41, 59, 79	物理療法	8
糖尿病性足壊疽	2	ブリッジング	23, 25, 26, 69
糖尿病性潰瘍	62	ブリッジング法	21, 37, 59
動脈エコー	57	平坦な形の創面	17
動脈造影	57	ポケット	47, 52, 68
特殊な形の創面	25	保険適用期間	46
ドレープ	14, 24, 26, 81	ポリウレタンフォーム	15
ドレッシング交換	79, 81	ポリビニルアルコールフォーム	15
ドレッシング材	6	ホワイトフォーム	15, 41

【な行】

肉芽	74	マゴット療法	5
二次損傷	52	末梢動脈疾患	2, 57
熱傷潰瘍	28	慢性創傷	2
		水治療	5
		水漏れ	91

【ま行】

【は行】

ハイドロコロイド(創傷被覆)材	36, 54, 63	有害事象	78
皮下血管網遊離全層植皮	41		
非固着性ドレッシング材	43, 54, 79		
尾骨部	49	離開創	66
皮膚灌流圧	61	連結チューブ	14, 15
(皮膚)浸軟	63, 80	連続モード	42, 79
びらん	26	瘻孔	67
フォーム	14, 33, 52, 54, 69, 80, 82		
不具合	78		
複雑な形(状)の創面	21, 33, 36		

【や行】

【ら行】

英　文

ankle brachial index：ABI	56, 61	peripheral arterial disease：PAD	2, 57
Argenta LM	9, 13	shear stress	10
Charcot足変形	62	skin perfusion pressure：SPP	61
chronic wound	2	stretch	10
CTアンギオグラフィー	57	T.R.A.C.™接続パッド	14, 19, 26, 52, 59, 82
Drape	14	TIMEアルゴリズム	4
Foam	14	transcutaneous oxygen pressure：TcPO$_2$	61
hammer toe	62	undermining	47
macrodeformation	10	V.A.C.®Canisters	14
microdeformation	10	Vacuum-assisted closure A.T.S® Therapy system	9
Morykwas MJ	9, 13	wet to dry ガーゼ法	5
MRアンギオグラフィー	57	wound bed preparation	4, 16, 46
negative pressure wound therapy	8		

| V.A.C.ATS® 治療システム | **実践マニュアル** | 〈検印省略〉 |

2011年4月1日　第1版第1刷発行

定価(本体6,000円)

監　修	波利井清紀
発行者	今井　良
発行所	克誠堂出版株式会社
	〒113-0033　東京都文京区本郷3-23-5-202
	電話03-3811-0995　振替00180-0-96804
	URL http://www.kokuseido.co.jp
印刷・製本	株式会社シナノパブリッシングプレス

ISBN 978-4-7719-0377-7　C3047　￥6000E
Printed in Japan ©Kiyonori Harii, 2011

- 本書の複製権・翻訳権・上映権・譲渡腱・公衆送信権(送信可能権を含む)は克誠堂出版株式会社が保有します。
- JCOPY〈(社)出版者著作権管理機構　委託出版物〉
本書の無断複写は著作権法上での例外を除き禁じられています。複写される場合は、そのつど事前に(社)出版者著作権管理機構(電話03-3513-6969、FAX 03-3513-6979、e-mail : info@jcopy.or.jp)の許諾を得てください。